MAUDRICHS NEUZEITLICHE DIÄTKÜCHE

Heft 4

Diät bei Gastritis

von

Univ.-Professor Primarius Dr. HEINZ DITTRICH

Ehem. ärztlicher Leiter des **Ambulatorium Süd**
der Wiener Gebietskrankenkasse für Arbeiter und Angestellte

und

EVA GSTALTNER

Diätassistentin

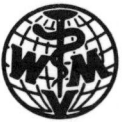

1996

WILHELM MAUDRICH VERLAG / WIEN–MÜNCHEN–BERN

Gestaltung des Umschlages: Felix Medlitsch, Wien

Filmsatz und Offsetdruck: Ferdinand Berger & Söhne Gesellschaft m. b. H.,
3580 Horn, Wiener Straße 80

ISBN 3 85175 650 9

Medizinische Einleitung

Die sinnvolle und möglichst erfolgreiche Beratung eines Patienten setzt bei diesem eine gewisse allgemeine Sachkenntnis voraus und so ist es höchst wünschenswert, auf dem Wege dieser Broschüre die nötigen Voraussetzungen zu schaffen. Man muß allerdings gerade auf dem Gebiet der Magenerkrankungen mit vielen, wissenschaftlich längst nicht mehr haltbaren, aber immer noch in vielen Befunden und Berichten allgemein gebrauchten Begriffen und Vorstellungen radikal aufräumen. Die sich im Rahmen der weiteren Ausführungen ergebenden Widersprüche zu traditionellen Meinungen sind unvermeidbar und deren Aufklärung wird nicht immer ganz einfach sein.

Der Magen liegt etwa im linken Ober- und Mittelbauch, doch reicht er vor allem am stehenden Menschen nicht selten bis in das Becken, ohne daß dies als krankhafte Ausdehnung (Ptose) anzusehen wäre. Überhaupt ist die Form des Magens, je nach Art der Untersuchung, sowie auch konstitutioneller und nervlicher Einflüsse sehr großen Variationen unterworfen und es ist unzulässig, daraus bereits auf krankhafte Vorgänge zu schließen.

Der Mageneingang wird als Cardia bezeichnet und liegt im Durchtritt der Speiseröhre durch das Zwerchfell. Normalerweise ist hier ein Verschlußmechanismus wirksam, der durch den Schluck überwunden wird. Störungen führen zu Erkrankungen der Speiseröhre. Am Magen selbst unterscheidet man mehrere Abschnitte mit unterschiedlichen Funktionen. Den Abschluß bildet ein Muskelring, der Pförtner oder Pylorus, der normalerweise gleichfalls geschlossen ist und nur fallweise kleine Portionen Speisebrei in den anschließenden Zwölffingerdarm (Duodenum) durchtreten läßt. Es handelt sich dabei um einen vorwiegend chemisch gesteuerten Mechanismus, der ebenfalls maßgeblich gestört sein kann. Die Magenwand besitzt eine Drüsenschichte und eine sehr kräftige Muskulatur, die für die Fortbewegung des Speisebreies und – allerdings nur bis zu einem gewissen Grad – für dessen Durchmischung sorgt.

Das von der Magenschleimhaut abgegebene Sekret ist wäßrig, die Menge beträgt pro Tag etwa 1–1½ Liter. Die wichtigsten Bestandteile sind:

a) **Salzsäure** zum Ablauf bzw. zur Aufrechterhaltung verschiedener chemischer Mechanismen, zu denen auch der Entleerungsvorgang gehört.

b) **Pepsin** zur Einleitung von Verdauungsvorgängen am Eiweiß.

c) **Schleim** zum Schutz der obersten Zellschichten der Magenwand vor chemischen Einwirkungen, insbesondere der körpereigenen Salzsäure.

Es muß aber schon jetzt mit aller Deutlichkeit betont werden, daß weder Salzsäure noch Pepsin unbedingt nötig sind. Es gibt viele Menschen ohne jegliche Beschwerden, mit völlig normaler Verdauung, die eine oder beide Substanzen nicht mehr produzieren. Selbstverständlich gibt es darüber hinaus noch eine Reihe biologisch sehr wichtiger Stoffe im Magensaft, die aber im vorliegenden Zusammenhang nicht besprochen werden können.

Wie alle anderen Organe ist auch der Magen nicht in ständiger Tätigkeit, sondern diese wird durch verschiedene Impulse und Mechanismen gesteuert, die auch im zeitlichen Ablauf in einem bestimmten Verhältnis zu einander stehen müssen. Der Vorgang beginnt mit der **psychischen Phase.** Man sieht oder riecht eine Speise und die Sekretion wird in Gang gesetzt. „Das Wasser rinnt einem im Mund zusammen" – ein Vorgang der dazu gehört. Bekommt man nichts zu essen, beruhigt sich die Sekretion wieder, aber schon die Vorstellung einer guten Speise oder auch anderer Reize können sie wieder aufleben lassen. Mit Beginn des Essens und dem Eintritt des Speisebreies in den Magen setzt die **Magenphase** ein. Durch Berührung und Dehnung der Magenwand wird die Produktion von Magensekret wesentlich intensiviert. Ist schließlich der Speisebrei in den Zwölffingerdarm getreten, setzt eine dritte Phase ein, die die Sekretion neuerlich beeinflußt bzw. ändert. Den hier in einem sehr groben Abriß geschilderten Vorgängen liegen komplizierte – und daher leicht störbare – teils nervliche, teils hormonelle Steuerungen zu Grunde, deren Verständnis dem Laien nur schwer nahezubringen ist und letzten Endes sein Krankheitsverständnis nicht vertieft.

Die Untersuchung des Magens

Die vorliegenden Ausführungen haben sich zwar mit den Erkrankungen des Magens und deren Behandlungsmöglichkeiten zu beschäftigen, doch erscheint es ratsam, den Patienten so weit zu informieren, daß er auch eine gewisse Vorstellung vom Untersuchungsvorgang hat, der schließlich zur Diagnose und Therapie führt. Dies erscheint ganz besonders in Hinblick auf die Früherkennung ernster und schwerer Veränderungen sehr wichtig.

Die **Untersuchung des Magensaftes** gehörte seinerzeit zu den ersten Möglichkeiten, eine Aussage über Erkrankungen des Magens zu machen und ist jahrzehntelang angewendet worden. Dies hat sich grundlegend geändert. Die vom Patienten meist als recht belastend empfundene Einführung des Schlauches in den Magen wird ebenso wie die sondenlose Prüfung der Säureproduktion nicht mehr verwendet. Das Vorgehen ist überholt, da – wie bereits gesagt – weder die Menge der Säureproduktion noch das völlige Fehlen weitere diagnostische Schlüsse zuläßt.

Die **Röntgenuntersuchung** ist seit Jahrzehnten bekannt und war noch vor wenigen Jahren die typische Standardmethode zur Beurteilung von Magenbeschwerden. Der Bewegungsablauf von Speiseröhre, Magen und Zwölffingerdarm ist auf diese Weise ohne Zweifel sehr gut erfaßbar, aber für die entscheidende Diagnostik von Geschwüren oder Karzinomen ist sie nach dem heutigen Standard unzureichend.

Die **Gastroskopie,** die Spiegelung des Magens, ist nach übereinstimmender Ansicht heute die einzige und entscheidende Methode, die eine ausreichende Sicherheit in der Beurteilung von Magenbeschwerden ermöglicht. Voraussetzung dafür ist die gleichzeitige Entnahme von Gewebsproben der Schleimhaut. In der Hand erfahrener Untersucher ist ein Krebs mit einer Sicherheit von etwa 98 % erkennbar bzw. auszuschließen. Auch die in den letzten Jahren so wichtig gewordene Beurteilung der Infektion der Magenschleimhaut mit Helicobacter setzt die Gewebsentnahme voraus. Die Untersuchung ist zwar mit einer gewissen Belastung des Patienten verbunden, aber ohne Zweifel selbst Schwerkranken im Bedarfsfall zumutbar.

Die Erkrankungen des Magens

Obwohl sich das vorliegende Heft mit der diätetischen Behandlung der G a s t r i t i s beschäftigt, ist für die verständnisvolle Mitarbeit des Patienten die Klärung einiger ärztlicher Begriffe und neuerer Entwicklungen unerläßlich.

Der nervöse Reizmagen

Unter diesem Ausdruck, der nichts vorwegnimmt, faßt man heute wohl am besten all die Beschwerden, die vom Magen ausgehen können, zusammen. Völlegefühl, Aufstoßen, Sodbrennen, Appetitlosigkeit oder Verdauungsstörungen gehören ebenso hierher wie intensive Schmerzzustände. Meist handelt es sich dabei um Menschen, die sowohl im äußeren Erscheinungsbild als auch in ihrer Lebensführung und in ihren Lebensgewohnheiten (Rauchen!!) eine wesentliche nervöse Belastung erkennen lassen. In diesem Zusammenhang muß nun auf den Begriff der **Gastritis** kurz eingegangen werden.

In der medizinischen Ausdrucksweise bedeutet die Endung -itis stets eine Entzündung und daher ist die Gastritis eine entzündliche Veränderung der Magenschleimhaut. Diese kann aber ausschließlich durch eine Untersuchung des Gewebes im Mikroskop festgestellt und nach Art und Ausmaß definiert werden.

5

Nach zahllosen einschlägigen Untersuchungen und jahrelangen Beobachtungen, die sowohl an Gesunden als auch an Patienten durchgeführt wurden, wissen wir, daß der mikroskopische Befund und die subjektiven Beschwerden eines Menschen bei diesem Organ nicht übereinstimmen. Es gibt Menschen mit schweren Veränderungen im Gewebe, die keine Störung des Befindens und der Verdauung aufweisen und ebenso zahlreiche Patienten mit heftigen Beschwerden bei völlig normaler Schleimhaut. Die Gründe für dieses ungewöhnliche biologische Phänomen sind eigentlich nicht ausreichend geklärt, aber selbstverständlich muß auch dem Laien dieses Problem mit aller Deutlichkeit dargelegt werden.

Daher müssen die immer wieder angewendeten Begriffe oder gar Diagnosen, wie „hypersekretorische Gastritis", „anacide Gastritis" und ähnliche abgelehnt werden, auch wenn man glaubt, damit ein bestimmtes Beschwerdebild beschreiben zu können. Der jetzt bevorzugte Ausdruck „nervöser Reizmagen" beinhaltet alles, auch wenn man nicht übersehen darf, daß der jahrzehntelange Gebrauch des Wortes „Gastritis" nicht so schnell verschwinden wird.

Die subjektiven Beschwerden, die unter dem gebrauchten sehr allgemeinen Begriff registriert werden, sind in erster Linie Völlegefühl, Aufstoßen, Sodbrennen, Appetitlosigkeit und Verdauungsstörungen sowie mitunter auch recht intensive Schmerzzustände. Meist handelt es sich um Menschen, die sowohl im äußeren Erscheinungsbild als auch in ihrer Lebensführung und in ihren Lebensgewohnheiten (Rauchen!!) eine wesentliche nervöse Belastung erkennen lassen. Dabei kann man sich, wie so oft, die kaum beantwortbare Frage stellen, ob die Nervosität die Magenbeschwerden verursacht oder umgekehrt.

Die Infektion der Magenschleimhaut mit Helicobacter pylori

Die letzten Jahre haben im Bereich der Erkrankungen des Magens eine unerwartete spezielle Entwicklung mit großer Bedeutung gebracht. Es konnte bewiesen werden, daß ein Keim in der Schleimhaut des Magens für die Entstehung beziehungsweise Rezidivneigung des Zwölffingerdarmgeschwüres von ursächlicher Bedeutung ist. Unter dem Namen Campylobacter war er schon lange bekannt, aber sein Einfluß konnte erst in der letzten Zeit klargestellt werden. Dabei wird jetzt immer wahrscheinlicher, daß auch ein Zusammenhang mit der Entstehung des Magenkrebses bestehen dürfte.

Für die alltägliche Praxis ist sehr interessant, daß scheinbar der mitunter sehr unangenehme Mundgeruch von Patienten durch diesen Keim bedingt sein könnte. Hier fehlen aber noch ausreichende Studien.

Zur Diagnose ist vorläufig weiterhin die Entnahme von Gewebsproben aus der Magenschleimhaut zu fordern. Diesbezügliche Blutuntersuchungen und andere Techniken sind derzeit noch nicht genügend verläßlich und beweisend.

Die Therapie mit einem Antibiotikum und einem Blocker der Säureproduktion ist durchaus erfolgreich, aber selbstverständlich nur in Beratung mit dem Hausarzt durchzuführen.

Medikamente und Magenschleimhaut

Die Verträglichkeit bzw. Unverträglichkeit von Medikamenten im Magen ist eine allgemein bekannte Erfahrung. Glücklicherweise handelt es sich dabei meist um Präparate, die durch eine andere, besser verträgliche Substanz oder auch andere Zubereitungsform (z. B. dünndarmlösliche Kapseln an Stelle von Tabletten) ersetzt werden können. Leider gelingt dies bei den besonders häufig gebrauchten Mitteln gegen Gelenksschmerzen nur unzureichend und daher ist hier kurz auf die sich ergebenden Probleme hinzuweisen. Man faßt sie meist als NSAR (Nicht-steroidale Anti-Rheumatika) zusammen, und obwohl es chemisch unterschiedliche Substanzen sind, haben sie alle die Eigenschaft, zu Magenblutungen zu führen. Allerdings ist das Risiko unterschiedlich. Es beträgt bei der Substanz Ibuprofen 2,0%, bei Diclofenac 3,2%, bei Indometacin 7,8% und bei Piroxicam 10,9% gegenüber einer Kontrollgruppe. Bei gastroskopischen Kontrollen finden sich unter der Therapie mit solchen Medikamenten weitere Veränderungen auch ohne Blutungen, sodaß diese unerwünschte Nebenwirkung durchaus zu berücksichtigen ist. Es werden zwar Medikamente empfohlen, denen ein Schleimhautschutz zugesprochen wird, aber die Ergebnisse sind nicht befriedigend.

Ebenso sollte die in den letzten Jahren immer wieder empfohlene Einnahme von Acetylsalicylsäure-Präparaten in niedriger Dosierung zur Behandlung bzw. Prophylaxe von Gefäßveränderungen nicht unkontrolliert verwendet werden, da auch sie zu Blutungen führen können.

Kortisonhaltige Präparate sind lange nicht so gefährlich, wie man anfänglich gemeint hat. Hier handelt es sich aber um eine vom Arzt gezielt angewendete Therapie, bei der er die Beratung übernimmt, und nicht um eine der vielen möglichen Selbstbehandlungen.

Diät bei Magenkrankheiten

Wir haben uns längst daran gewöhnt, unter dem Begriff der Diät ausschließlich die Ernährungsformen zu verstehen, während ursprünglich die Gesamtheit der Lebensführung gemeint war, und wenn wir bei den Erkrankungen des Magens auf der Basis der Diät einen Erfolg erzielen wollen, müssen wir eigentlich zu dieser umfassenden Definition zurückkehren. Es ist ein glatter Unsinn, strenge Kostformen zu verordnen – oder auch einzuhalten, was bekanntlich zweierlei ist – und dabei weiter zu rauchen oder verschiedene andere schädliche Lebensgewohnheiten beizubehalten.

Eine klärende Aussprache über derartige Erfordernisse muß an den Anfang jeder Diätberatung gesetzt werden.

Bei der Besprechung von Kostformen wird ferner viel zu sehr darauf vergessen, daß der Qualität der verwendeten Nahrungsmittel eine entscheidende Bedeutung zukommt. Jede erfahrene Hausfrau – und erst recht jeder Fleischhauer oder Landwirt – weiß, daß die Art der Fütterung eines Tieres für die Fleischqualität, den Geschmack und die Verträglichkeit von ausschlaggebender Bedeutung sind. Beim Einkauf kann man aber stets nur „Rindfleisch" oder dergleichen verlangen und muß die Verträglichkeit aus der Erfahrung ableiten. Das gilt sinngemäß für sehr viele andere Produkte, ist letzten Endes vom Konsumenten unbeeinflußbar und daher sind so manche dezidierte Angaben in Diät-Lehrbüchern über bestimmte käufliche Nahrungsmittel, z. B. Wurstsorten, Fettarten und ähnliches durchaus problematisch. Die in einem bestimmten Bereich mit der gleichen Bezeichnung verkaufte Wurstsorte ist in jedem Geschäft etwas anders, von regionalen Unterschieden ganz zu schweigen.

Diese Voraussetzungen mögen vielleicht banal klingen, sie werden dennoch oft genug nicht ausreichend beachtet und die Patienten verstehen nicht, daß sie das eine Produkt X gut vertragen und das gleichlautende aus einem anderen Geschäft nicht.

Bezüglich der diätetischen Empfehlungen im einzelnen muß man sich vor Augen halten, daß es mit Ausnahme einiger spezieller Stoffwechselerkrankungen keine wissenschaftlich exakten Unterlagen über den Wert bestimmter Maßnahmen gibt. Die Erfahrung zeigt allerdings, daß gewisse Grundsätze eingehalten werden sollten und daß man sich zugleich vor Extremen, wie sie von einzelnen Autoren gefordert werden, hüten sollte. Die weitaus meisten Gastroenterologen bevorzugen heute eine individuell adaptierte, jeweils frisch gekochte und mit vorsichtiger Auswahl der Grundnahrungsmittel zubereitete Kost.

„Diät ist, was der Patient verträgt", wurde einmal definiert, doch setzt dies einen kooperativen, verständnisvollen Patienten voraus, der die Grundzüge der Ernährungsforderungen verstanden hat und sie richtig berücksichtigt. Daher ist es trotz aller Tendenzen zu einer Lockerung der Vorschriften und einer individuelleren Handhabung der Ernährung notwendig, die Grundzüge der

Ernährung darzulegen und – wie dies hier geschieht – entsprechende Rezeptvorschläge anzubieten. Gerade in diesem Zusammenhang muß neuerlich betont werden, daß Diät nicht mit dem Begriff einer bestimmten Speise verbunden sein darf, sondern auch mit der Art der Zubereitung und der Qualität der für die Zubereitung verwendeten Bestandteile. Daß außerdem auch verschiedene angenehme, aber schädigende Lebensgewohnheiten (z. B. Rauchen) vermieden werden müßten, sei so nebenbei – weil es viele nicht gerne hören – noch einmal erwähnt!

Versucht man also auf Grund der kurz angedeuteten Unterlagen seine Patienten mit Magenbeschwerden zu beraten, wird man nach den derzeit gesicherten Grundlagen folgende Empfehlungen zu geben haben:

Akut auftretende Beschwerden

Eine Nahrungskarenz von 1–2–3 Tagen ist bei dem sogenannten „verdorbenen Magen", gleichgültig welcher Genese, immer noch das Beste. Zur Deckung des Flüssigkeitsbedarfes eignet sich am besten warmer, ungesüßter Tee, schluckweise über den Tag verteilt. Bei älteren Menschen ist aber auf den Elektrolyt- und Wasserbedarf ganz besonders zu achten und Mineralwässer (ohne Kohlensäure) sowie legierte Suppen mit **ausreichend** Salz bewähren sich sehr gut. Die Gefahr der Austrocknung ist viel größer als gemeinhin vermutet, insbesondere dann, wenn auch Durchfälle vorhanden sind.

Chronische Krankheitsformen

1. Strikte Vermeidung von Schädigungen wie durch Nikotin und Alkohol in konzentrierter Form oder größeren Mengen, sowie Kaffee. Schlechte Eßgewohnheiten, schlechtes Gebiß und ähnliches gehören hierher.

2. Regelmäßige kleinere Mahlzeiten (z. B. 5 × täglich), von denen die bei uns üblichen Hauptmahlzeiten frisch zubereitet sein sollten.

3. Intensiv reizende Gewürze sind zu vermeiden, es sei denn, der Appetit müßte angeregt werden, dann ist auch ein bitterer Aperitif oder ein Glas Bier gestattet.

4. Die Kalorienmenge ist dem Körpergewicht anzupassen, daher heute meist zu reduzieren.

5. Ballaststoffe müssen ausreichend vorhanden sein und sind gegebenenfalls in Form von Weizenkleie zusätzlich zu verabreichen. Die oft verordnete „blande Kost" oder „Schonkost" ist ungeeignet, weil sie keinen ausreichenden Reiz auf Sekretion und/oder Motilität bedeutet.

6. Den individuellen Eßgewohnheiten sowie Verträglichkeiten oder Unverträglichkeiten ist grundsätzlich Rechnung zu tragen und auch die finanziellen oder personellen Möglichkeiten des Patienten dürfen in diesem Zusammenhang nicht vergessen werden.

Bei chronischen Magenbeschwerden sind folgende Nahrungs- und Genußmittel zu vermeiden:

Suppen: Stark geröstete und scharf gewürzte Suppen, Suppen aus Hülsenfrüchten und stark blähenden Gemüsesorten, Fleischbouillon, Fleischextrakte und Suppenwürfel.

Fleisch, Fisch- und Wurstwaren: fettes Rindfleisch, Schweinefleisch, alle fetten Geflügelsorten, geräucherte Fleisch- und Fischspeisen, Speck, harte und fette Wurstwaren, Heringe, Rollmöpse, Sardinen.

Eier: Gebackene und gebratene Eispeisen, Mayonnaiseeier, hart gekochte Eier, Speckeier.

Käse: Hartkäsesorten, alle stark gewürzten und fermentierten Käse (Romadur, Briekäse, Camembert, Gorgonzola), fettreiche Streichkäse.

Kartoffel: Scharf gebratene und gebackene Kartoffelspeisen (Pommes frites, Chips, Speckkartoffel, in Fett geröstete Kartoffel).

Gemüse: Alle blähenden und groben Gemüsearten wie: Weiß- und Rotkraut, Kohl, frische Gurken, Lauch, Rettich, Pfefferoni, Hülsenfrüchte, weiße Bohnen, Knoblauch, Pilze außer Champignons.

Obst: Zwetschken, Ringlotten, Dörrobst, Stachel- und Johannisbeeren als ganze Früchte, Nüsse, Kastanien.

Brot- und Backwaren: Alle frischen und warmen Brot- und Gebäcksorten. Dunkle Brotsorten werden anfangs schlecht vertragen und sind daher zu meiden. In einem späteren Kostaufbau dürfen, je nach Verträglichkeit, altbackene Mischbrotsorten verabreicht werden. Blätterteigmehlspeisen, fettreiche Kuchen und Torten, Germmehlspeisen sowie Süßwaren aus Nougat, Marzipan, Schokolade und Karamel, Speiseeis und daraus hergestellte Mehlspeisen stehen auf der Verbotsliste.

Getränke: Mineralwasser mit starkem Gehalt an Kohlensäure, alkoholische Getränke in jeder Form, starker Tee, Bohnenkaffee.

Gewürze: Pfeffer, Curry, Paprika, scharfer Senf, Saucenwürfel, scharfe Würzextrakte, Weinessig.

Ganz individuell vertragen werden: Süßmilch, Rahm, Mehlspeisen, Bananen, Spinat, Karfiol, Kohlrabi, Kohlsprossen.

Über die Verwendung der F e t t e darf auf folgende wichtige Punkte hingewiesen werden:

Alle Fette haben eine lange Verweildauer im Magen, Verdaulichkeit und Bekömmlichkeit sind vom Schmelzpunkt abhängig. Pflanzliche Fette und Fette, die aus ihnen hergestellt werden, sind reicher an essentiellen Fettsäuren und Wirkstoffen als die tierischen Fette. Öle und ungehärtete Fette sind leichter verdaulich als gehärtete Fette.

Als Brotaufstrich: Butter in kleiner Menge, Pflanzenmargarine.

Zum Kochen und Dünsten: Pflanzenmargarine, Maiskeimöl, Weizenkeimöl, Sonnenblumenöl, Sojaöl, Rapsöl.

Für die Bereitung von Salaten: Obgenannte Öle, da sie reichlich essentielle Fettsäuren enthalten.

Für Grillspeisen: Pflanzenöle.

Schweineschmalz, Geflügelfette, Rindertalg, Tran und Mayonnaisen sind **schwerst** verdaulich und daher als verboten anzusehen.

Ein Überhitzen der Fette ist absolut verboten! Aus diesem Grunde kommen alle in Fett gebackenen und gebratenen Speisen für den „erkrankten Magen" nicht in Frage.

Tagespläne bei chronischer Gastritis

Beispiel 1:

1. Frühstück:	1 Tasse leichter Tee
	1 Gervaisbrötchen
2. Frühstück:	1 kleiner Becher Frucht-Joghurt
	1 Stück Biskuit
Mittags:	Kalbszunge in Sauce
	Reis, gekocht
	1 kleine Tasse Apfelmus
Jause:	1 Tasse Kräutertee
	1 Knäckebrot mit Pflanzenmargarine, Jam
Abends:	1 kleine Tasse Spargelcremesuppe
	Geflügelhaschee
	Kartoffelschnee
Spätmahlzeit:	1 Schale Milch
	Biskotten

Beispiel 2:

1. Frühstück:	1 Tasse Malzkaffee
	2 Schnitten Toast mit Butter und Honig
2. Frühstück:	1 kleiner Teller Erdbeer-Müsli
Mittags:	1 Tasse Kartoffelsuppe
	Nudelauflauf mit Gemüse
	Ananas mit Zitronensauce
Jause:	1 Tasse heller Kakao
	2–3 St. Kekse
Abends:	Passierte Karotten
	Kalbshaschee
	1 St. gebähtes Weißbrot
Spätmahlzeit:	1 Tasse Pfefferminztee
	1 kleines Brioche-Gebäck (altbacken)

Beispiel 3:

1. Frühstück:	1 Tasse Milchkaffee
	2 Scheiben Zwieback mit Topfenaufstrich
2. Frühstück:	1 kleines Glas Gemüsepreßsaft
	1 Schnitte altbackenes Weißbrot mit wenig Butter
Mittags:	Fischfrikassee
	Kartoffelpüree
	1 Schale Heidelbeer-Topfencreme
Jause:	1 Glas saure Milch
	1 Brötchen
Abends:	1 Tasse Fruchttee
	Kalbfleisch-Aufstrich
	2 Schnitten Toastbrot
Spätmahlzeit:	1 Schale Apfelmus

Beispiel 4:

1. Frühstück:	1 kleiner Teller Birchermüsli
2. Frühstück:	1 kleine Portion Orangen-Topfen
	1–2 St. Brötchen
Mittags:	Schinkenreis
	grüner Salat
	Sanddorn-Cocktail
Jause:	Himbeer-Schaum
Abends:	Käsenockerl
	Einmachsauce
Spätmahlzeit:	1 Tasse Hagebuttentee
	1 St. Biskuit

Beispiel 5:

1. Frühstück:	1 Tasse Ovomaltine
	2 Schnitten Weißbrot mit Butter und Jam
2. Frühstück:	1 Schale Milchmischgetränk
Mittags:	Kalbsschnitzel in Folie
	Reis, gekocht
	Spargelspitzen, natur
Jause:	Zitronensoufflé

Abends:	1 kleiner Teller Kerbelsuppe
	1 weiches Ei
	2 kleine Brötchen mit Topfenaufstrich
Spätmahlzeit:	1 Tasse Malventee
	2–3 St. Kekse

Beispiel 6:

1. Frühstück:	1 Tasse Tee mit Milch
	2 Schnitten Knäckebrot mit etwas Butter, 1 St. Magerkäse
2. Frühstück:	1 kleiner Teller Selleriesuppe
Mittags:	Fischtopf
	Kartoffelpüree
	Apfel-Joghurt-Gelee
Jause:	Feiner Milch-Cocktail
Abends:	1 Tasse Orangenblütentee
	Tomaten mit pikanter Fülle
	1–2 Brötchen
Spätmahlzeit:	1 Schale Milch

Beispiel 7:

1. Frühstück:	1 Tasse Kräutertee mit Zitrone
	Topfen-Toast
2. Frühstück:	1 Glas Tomaten-Apfelsaft
	Kalbfleischsulz
	1 St. Zwieback
Mittags:	Omelette mit Kalbfleisch-Spargelfülle
	grüner Salat
	Buttermilch-Kaltschale
Jause:	Vitamin-Shake
	1 St. Jausengebäck (altbacken, fettarm)
Abends:	1 Tasse heller Tee mit Grapefruitsaft
	1 kleiner Teller Geflügelsalat
	2 kleine Topfenbrötchen
Spätmahlzeit:	1 kleine Schale passierte Kompottfrüchte

Rezeptteil

Die nachfolgenden einzelnen Rezepte wurden nach den üblichen Grundsätzen der Gastritisdiäten zusammengestellt. Es muß allerdings hinzugefügt werden, daß auf Grund vieljähriger Erfahrungen und der schon in der Einleitung dargestellten modernen Erkenntnisse Lockerungen in den früher recht starren Meinungen und Anweisungen eingetreten sind. Der individuellen Verträglichkeit wird daher ein wesentlich weiterer Spielraum zugebilligt als früher. Bei den folgenden Ausführungen handelt es sich also weitaus mehr um Empfehlungen allgemeiner Art als um Vorschriften im engeren Sinne des Wortes, bei deren Überschreitung man eine Verschlechterung des Leidens befürchten müßte.

Suppen: Schleimsuppen, gebundene und passierte Gemüsesuppen, Gemüse-, Kalbsknochen- sowie Geflügelbrühen, Cremesuppen.

Fleisch- und Fischgerichte: Sie können durchaus schmackhaft und einfallsreich hergestellt werden, wobei man allerdings zarten Sorten in gekochter oder pürierter Form, insbesondere bei ernstlich darniederliegenden Kranken, den Vorzug geben soll. Bei älteren Menschen oder solchen mit Schluckschwierigkeiten sollte auf geeignete Saucen nicht vergessen werden. Daneben bietet die Zubereitung durch Grillen oder Gratinieren eine wesentliche, sehr erwünschte Erweiterung.

Vorteil des Grillierens: fettarme Zubereitungsart, Saftigbleiben des Fleisches.

Braten in der Alufolie: Das Bratgut ist besonders schmackhaft, da es im eigenen Saft schmort; fettarme Zubereitung.

Käsespeisen: Leicht verdauliche Weich-, Streich- und Magerkäsesorten eignen sich nicht nur für die Zubereitung von Zwischenmahlzeiten, auch Hauptgerichte, Beilagen und Mehlspeisen aus diesen Produkten hergestellt, werden hier gerne empfohlen. Geriebener Käse, in kleinen Mengen als Würze verabreicht, kann für die Bereitung von Rohkostmarinaden, zur Geschmacksverfeinerung für Suppen und Saucen genommen werden.

Gemüsegerichte: Zarte Sorten in pürierter Form sind stets gut verträglich, (Gemüseaufläufe, Puddings, gefüllte Gemüsespeisen). Die ausreichende Zufuhr von Zellulose als wichtiger Ballaststoff für die weitere Verdauung darf nicht vernachlässigt werden und eine Ergänzung mit Haferflocken oder Weizenkleie ist nicht selten erforderlich.

Salate: Die im Rezeptteil angeführten Salate werden mit milden Salatmarinaden (Joghurt-, Topfenmarinaden, Zitronensaft, Kräutersaucen, Marinaden mit Kaffeeobers verfeinert usw.) zubereitet, fertige Salatsaucen sind absolut zu meiden.

Obstfrüchte: Sie sind als wichtige Träger von Vitaminen und Mineralstoffen vom täglichen Speiseplan nicht wegzudenken. Gereifte, leicht verdauliche Früchte werden zunächst in pürierter und in Kompottform gegeben, als Fruchtsäfte, Fruchtsalate und zur Bereitung von verschiedenen Süßspeisen in einem weiteren Stufenaufbau. Vorsicht ist geboten bei der Verwendung von Steinobst, dessen Verträglichkeit erfahrungsgemäß auffallenden individuellen Unterschieden unterliegt.

Gewürze: Scharfe Gewürze galten in fast allen Diätempfehlungen als verboten und schädlich, aber auch hier zeigt sich, daß die älteren rigorosen Meinungen einer gewissen Korrektur bedürfen und der individuellen Verträglichkeit eine entscheidende Bedeutung zukommt. Das reichhaltige Angebot der heimischen Küchenkräuter und Pflanzenwürzen darf nicht übersehen werden. Schmackhaft und appetitanregend kann jede Speise zubereitet sein, wenn das „richtige Küchenkräutlein" dazu verwendet wird. Kochsalz soll auch sparsam verwendet werden!

Flüssigkeiten: Es ist immer wieder überraschend, daß diesem Bereich in den vorhandenen Vorschriften nur wenig Beachtung geschenkt wird. Gerade ältere Menschen zeigen relativ oft eine Unterversorgung mit Neigung zu Austrocknungserscheinungen, die bei schwereren Fällen mit ausreichend gesalzenen Suppen, vor allem Einbrennsuppe, schnell beseitigt werden kann. Ansonsten sind Mineralwässer mit wenig Kohlensäure sowie verdünnte Fruchtsäfte aller Art am besten geeignet. Scharfe Alkoholika sind ungeeignet, Wein höchstens mit Wasser verdünnt, doch ist ein Glas Bier oft sehr willkommen und wohltuend.

Suppen

Legierte Spargelsuppe (1 Port.)

70 g Spargel, $^1/_4$ l entfettete Kalbsknochensuppe, $^1/_2$ Eidotter, 1 Teelöffel Obers, 10 g Maizena, Salz, gehackte Petersilie, evtl. etwas Muskatnuß.

Der klein geschnittene Spargel wird in der Suppe weichgedämpft, Obers mit Maizena versprudelt, – dazugegeben und kurz aufwallen gelassen. Mit Eidotter, Salz, Petersilie und Muskatnuß wird die Suppe geschmacklich vollendet.

Karfiolcremesuppe (1 Port.)

100 ccm Milch, 150 ccm Wasser oder Gemüsebrühe, 150 g gekochte, passierte Karfiolröschen, 5 g Maizena, Salz, Muskatnuß, gehackte Petersilie.

Milch wird mit Wasser oder Gemüsesud aufgekocht und mit angerührtem Maizena gebunden. Die passierten Karfiolröschen werden dazugegeben und die Suppe mit Salz, Muskatnuß sowie gehackter Petersilie gewürzt.

Kerbelsuppe (1 Port.)

2 mittlere, gekochte Kartoffel werden in etwa 200 ccm Magermilch zerdrückt, gesalzen und $1/2$ Eidotter darin verklopft. Der sämige Brei wird heiß gemacht und mit gehacktem Kerbelkraut gewürzt.

Tomatensuppe (1 Port.)

150 ccm entfettete Knochensuppe, 200 g Tomanten, Liebstöckel, Basilikum, 10 g Maizena, 2 Eßlöffel Wasser, Zitronensaft, Zucker, Salz, 1 Teelöffel Mazola-Öl*).

In die wallende Knochensuppe werden die gewaschenen, in Viertel geteilten Tomaten sowie Liebstöckel und Basilikum hineingegeben und garen gelassen. Durch ein Sieb passiert, wird die Suppe mit angerührtem Maizena gebunden. Mit den übrigen Zutaten wird die Suppe geschmacklich vollendet.

Kartoffelsuppe (1 Port.)

120 g geschälte Kartoffel werden mit 10 g Pflanzenfett leicht angedämpft, etwa 2 Eßlöffel Gemüsebouillon dazugegeben und sobald die Kartoffel gedämpft sind, durchpassiert. Mit Gemüsebrühe wird auf suppige Konsistenz aufgefüllt, mit 1 Teelöffel Tomatenmark gewürzt und vor dem Servieren mit $1/2$ Eigelb sowie mit 1 Teelöffel Obers geschmacklich verfeinert.

Selleriesuppe (1 Port.)

100 g Sellerie, 5 g Mazola-Öl, $1/4$ l Wasser, Salz, 10 g Maizena, 50 ccm Milch, Zucker.

Die gewaschene, geputzte und in kleine Würzel geschnittene Sellerie wird in Öl angedämpft, mit Wasser aufgegossen, gesalzen und etwa 15 Minuten weichkochen gelassen. Maizena mit Milch verrührt, wird an die Suppe gegeben und kurz verkocht. Mit Salz und Zucker wird geschmacklich vollendet.

---

*) Das in unseren Rezepten angegebene Mazola-Öl ist eines von vielen Maiskeimölen, die – besonders kalt gepreßt – sehr zu empfehlen sind.

Königin-Suppe (1 Port.)

$^1/_4$ l Hühnersuppe, 50 g gekochtes Hühnerfleisch, etwa 1 Eßlöffel Obers, $^1/_2$ Eidotter, 10 g Maizena, Muskatnuß, Petersilie.

Die fertige Hühnerbrühe wird mit dem zerkleinerten Fleisch zum Kochen gebracht, Obers mit Dotter und Maizena verquirlt, – eingerührt und kurz aufwallen gelassen. Die Suppe wird mit Muskatnuß und gehackter Petersilie geschmacklich vollendet.

Spinatsuppe (1 Port.)

20 g Haferflocken werden mit $^1/_4$ l kaltem Wasser aufgesetzt, etwa 20 Minuten kochen gelassen und dann durchpassiert. Inzwischen wird 50 g frischer Spinat sehr fein gehackt, in 5 g Butter einige Minuten angedämpft und der passierten Suppe beigemengt. Nach kurzem Aufwallen wird die Suppe leicht gesalzen, mit $^1/_4$ Eigelb und 20 g Obers abgezogen.

Kleine Gerichte als Zwischenmahlzeit serviert

Apfel-Gervais auf Knäckebrot (1 Port.)

1 mittelgroßer mürber Apfel, 40 g Gervais, Zitronensaft.

Der geschälte Apfel wird auf einer Glasreibe fein gerieben, mit Zitronensaft gewürzt und dem Gervais beigemengt. Knäckebrotschnitten werden damit bestrichen und sofort serviert.

Verlorenes Ei auf Toastschnitte (1 Port.)

$^1/_4$ l leicht gesalzenes mit Zitronensaft gesäuertes Wasser wird zum Kochen gebracht, das Ei ohne Schale vorsichtig hineingleiten gelassen und nach 3–4 Minuten Ziehen wird das poschierte Ei mit einem Schaumlöffel herausgenommen. Eine bebutterte Toastschnitte wird damit belegt.

Orangen-Topfen (1 Port.)

100 g Magertopfen werden mit 4–5 Eßlöffeln Joghurt aufgelockert, der Saft von 2 Orangen dazugegeben, mit etwas Honig gesüßt und gut vermengt. Mit einigen Weizenkeimen bestreut, wird die Speise serviert.

Weizenkeim-Müsli (1 Port.)

1 Glas Buttermilch, 1 Eßlöffel Sanddorn (herb), 1 Teelöffel Fruchtzucker, 1 Eßlöffel Milchzucker, 1–2 Eßlöffel Weizenkeime.

Buttermilch wird mit Fruchtzucker, Sanddorn und Milchzucker gut vermischt und vor dem Servieren mit Weizenkeimen bestreut.

Tomaten-Topfenaufstricht (1 Port.)

100 g passierter Topfen wird mit 1–2 Eßlöffeln püriertem Tomatenmus (aus frischen Früchten) und etwas Grapefruitsaft vermischt. Mit Kräutersalz abgeschmeckt, wird der Aufstrich serviert.

Kalbfleisch-Aufstrich (1 Port.)

70 g gekochtes Kalbfleisch, 50 g Magertopfen, 5 g Mazola-Öl, $1/2$ Eigelb, Zitronensaft, Petersilie.

Der passierte Topfen wird mit Öl, Eigelb, Petersilie sowie Zitronensaft vermischt, das gehackte Kalbfleisch dazugegeben und Weißbrotschnitten damit belegt.

Karottenaufstrich (1 Port.)

50 g passierter Topfen, einige Tropfen Mazola-Öl, $1/2$ kleine Karotte, etwas Salz, Zucker, etwas Milch zum Sämigmachen des Aufstriches, Zitronensaft nach Geschmack.

Der Topfen wird mit Öl und Milch glattgerührt. Die geputzte, gewaschene Karotte wird sehr fein geraspelt, mit dem Topfen verrührt und mit den restlichen Geschmackszutaten wird der Aufstrich abgeschmeckt.

Kalbfleischsulz (1 Port.)

70 g gekochtes Kalbfleisch, 70 g gekochte Karotten, 100 ccm Kalbfleischsuppe, Salz, Zitronensaft, Zucker, $1/2$ Blatt Gelatine.

Das gekochte, geschnittene Kalbfleisch sowie die gewürfelte Karotte werden in eine mit kaltem Wasser ausgespülte Tasse gefüllt. Die Knochenbrühe wird erhitzt, mit Salz, Zitronensaft, etwas Zucker sowie der eingeweichten Gelatine vermischt. Die Flüssigkeit wird über das vorbereitete Fleisch gegeben und alles erstarren gelassen.

Geflügelsalat (1 Port.)

150 g gekochtes Hühnerfleisch, 1 Teelöffel Mazola-Öl, Zitronensaft nach Geschmack, 1–2 Eßlöffel Wasser, 1 gestrichener Eßlöffel Dextropur, 1 kleine abgezogene Banane, 1 Scheibe Ananas (Dosenfrucht), Petersilie.

Aus Mazola-Öl, Zitronensaft, Wasser und Dextropur wird eine Marinade bereitet. Die klein geschnittenen Früchte werden zusammen mit dem gehackten Hühnerfleisch unter die Marinade gemengt. Der Salat wird gut durchziehen gelassen und mit gehackter Petersilie serviert.

Schinkenröllchen zu Grahambrot (1 Port.)

100 g magerer Schinken; für die Fülle: 80 g Magertopfen, 1 Eßlöffel Joghurt, gehacktes Dillkraut sowie Schnittlauch, Salz.

Der Topfen wird mit Joghurt sämig gemacht, die übrigen Zutaten dazugegeben und die vorbereiteten Schinkenscheiben damit bestrichen und gerollt. Zu Grahambrotschnitten kann diese pikante Speise gereicht werden.

Gebähte Weißbrotscheiben mit gekochtem Kalbszungenaufstrich (1 Port.)

100 g gekochte, klein geschnittene Kalbszunge, $1^{1}/_{2}$ Eßlöffel Magertopfen, 1 Eßlöffel Milch, Salz, Schnittlauch, etwas Kren; zum Verzieren 1 blanchierte Tomate.

Der mit Milch gelockerte Topfen wird mit Salz, gehacktem Schnittlauch, Kren und der geschnittenen Kalbszunge innig vermischt. Gebähte Weißbrotscheiben werden mit dem Aufstrich belegt und Tomatenscheibchen dienen als Verzierung.

Spargelhappen (2 Port.)

100 g passierter Topfen, 1–2 Eßlöffel saure Milch, etwas Salz, feinst gehackte Petersilie, 50 g gewiegter Schinken, Spargelspitzen.

Der passierte Topfen wird mit saurer Milch sämig gerüht, der Schinken daruntergemengt und mit Salz sowie Schnittlauch der Abtrieb abgeschmeckt. Toastscheiben werden damit bestrichen und zur Garnierung dienen gekochte Spargelspitzen.

Forellenaufstrich (1 Port.)

In 120 g passiertem mit etwas Joghurt aufgelockertem Topfenaufstrich werden 1–2 gehäufte Eßlöffel gekochtes, feinst gehacktes Forellenfleisch eingerührt. Mit gehacktem Schnittlauch gewürzt, wird der Aufstrich zu Zwiebackscheiben serviert.

20

Gefüllte Birnen (1 Port.)

2 Birnenhälften aus der Dose, 50 g Gervais, 50 g Magertopfen, Milch zum Sämigmachen, etwas Salz, einige Tropfen Apfeldicksaft, Zitronensaft.

Gervais, Magertopfen und Milch werden verrührt, leicht gesalzen und mit Apfeldicksaft aromatisiert. Der Käseabtrieb wird kühl gestellt, die abgetropften Birnenhälften mit etwas Zitronensaft beträufelt und auf eine Glasplatte gelegt. Mittels Spritzsack wird die Käsecreme auf die Birnenhälfte gespritzt und serviert.

Topfen-Toast (2 Port.)

2 Scheiben Weißbrot, 100 g passierter Topfen, 1 Eßlöffel Milch, 1 Eßlöffel Erdbeermarmelade, 1 kleiner mürber Apfel, Zitronensaft, evtl. etwas Zucker.

Die Weißbrotschnitten werden von beiden Seiten getoastet; Topfen wird mit Milch sahnig gerührt, die Marmelade und etwas Zitronensaft dazugegeben und die Toastschnitten damit bestrichen. Der geschälte Apfel wird auf einer Glasreibe sehr fein gerieben, auf die Toastschnitten verteilt, mit Zitronensaft beträufelt und evtl. mit wenig Zucker bestreut.

Fleisch- und Fischspeisen

Kalbssteak mit Orangenscheiben (1 Port.)

120 g Kalbssteak, 5 g Mazola-Öl, etwas Mehl, Salz, 1 geschälte Orange.

Eine Grillpfanne wird mit Öl bestrichen, angewärmt und das in Mehl gewälzte Kalbssteak auf beiden Seiten gegrillt. Die in Scheiben geschnittene Orange wird in der Grillpfanne kurz erwärmt und mit dem gegrillten Steak serviert.

Kalbsschnitzel in Folie (1 Port.)

120 g Kalbsschnitzel, 1 Prise Kräutersalz, $^1/_2$ Teelöffel Diätmargarine.

Das geklopfte Fleisch wird mit Kräutersalz gewürzt, in eine Folie gewickelt und beide Enden der Folie nach oben eingeschlagen. Auf einem Blech im Ofen wird die Fleischspeise gegart, die Folie vorsichtig gelöst, damit der Fleischsaft erhalten bleibt. Dazu können gedämpfte Spargelspitzen gereicht werden.

Gekochtes Kalbshirn (1 Port.)

150 g Kalbshirn, Kalbsknochensuppe, Zitronensaft, Salz, 10 g Maizena, 1–2 Eßlöffel Kaffeeobers.

Das gewässerte und abgezogene Hirn wird in Kalbsknochensuppe unter Zugabe von Zitronensaft und Salz langsam gedämpft. Das Hirn wird aus der Brühe genommen, in Scheiben geteilt und warm gestellt. Der zurückgebliebene Sud wird mit Kaffeeobers und Maizena gebunden, die Hirnschnitten hineingegeben und serviert.

Kalbszunge in Sauce (1 Port.)

200 g Kalbszunge, Salz, 5 g Diätmargarine, 10 g Mehl, 100 g Karotten, Zitronensaft, Petersilie.

Die vorbereitete Kalbszunge wird in Salzwasser weich gedämpft. Aus Fett und Mehl wird eine lichte Einbrenn bereitet, mit Zungenbrühe abgelöscht, die geschnittenen Karotten dazugegeben und garwerden gelassen. Mit Zitronensaft und gehackter Petersilie wird die Sauce abgeschmeckt und die geschnittene Kalbszunge darin serviert.

Eingemachtes Huhn mit Pfirsichhälften (1 Port.)

$1/4$ frisches Huhn, 1 kleiner Bund Suppengrün, 5 g Butter, 10 g Maizena, Zitronensaft, Salz, $1/2$ Eidotter; 2 halbierte Pfirsichfrüchte aus der Dose.

Das Huhn wird mit dem geputzten Wurzelwerk in Salzwasser gedämpft, herausgenommen und warm gestellt. Die durchgesiebte Suppe wird mit Eidotter und Maizena legiert, mit Zitronensaft gewürzt und das Fleisch darin serviert. In einer Pfanne wird Butter zerlassen, die Früchte darin leicht angedämpft und zur Geflügelspeise gereicht.

Geflügelhaschee mit gedünsteten Karotten (1 Port.)

150 g mageres Hühnerfleisch wird zusammen mit etwas Wurzelwerk in wenig Salzwasser gedämpft. Das Fleisch wird gehackt und der Wurzelfond passiert. Mit einer kleinen gekochten, geriebenen Kartoffel wird die Sauce sämig gemacht und mit etwa 10 g Maizena gebunden. 100 g junge Karotten werden stiftelig geschnitten, in 5 g Butter angedämpft und unter Zusatz von wenig Flüssigkeit gedünstet. Mit Schnittlauch bestreut, wird das Gemüse zum Haschee gereicht.

Kalbsragout mit Sellerie (1 Port.)

120 g Kalbfleisch, 1 Eßlöffel Mazola-Öl, 1 kleiner Sellerieknollen, 1 Eßlöffel Kefir, etwas Kräutersalz, 15 g Mehl, Zitronensaft, Petersilie nach Geschmack, $^1/_4$ l Wasser, evtl. etwas Edelhefe.

Das klein gewürfelte Fleisch wird in Salzwasser halbweich gedämpft, die geschälten Selleriescheiben dazugegeben und zusammen fertig gedünstet. Mit Mehl überstreut und mit Brühe aufgefüllt, läßt man die Speise gut durchkochen. Mit Zitronensaft, Kefir und Edelhefe wird die Sauce geschmacklich verfeinert, und mit Petersilie bestreut wird die Speise serviert.

Geflügelpudding (1 Port.)

120 g gekochtes Hühnerfleisch, 1 Eigelb, $^1/_2$ eingeweichte Semmel, Zitronensaft, Kräutersalz, Petersilie, 5 g Mazola-Öl.

Das faschierte Geflügelfleisch und die passierte Semmel werden mit Eigelb und den Gewürzen vermischt. In eine ausgefettete Auflaufform eingefüllt, wird die Masse $^1/_2$ Stunde im Wasserbad langsam gekocht.

Kalbfleischpuddig (1 Port.)

100 g mageres Kalbfleisch, 10 g Butter, 1 Ei, 20 g saurer Rahm, Salz, geriebene Zitronenschale.

Das Kalbfleisch wird zweimal durch den Fleischwolf getrieben, die Butter mit Eigelb und saurem Rahm schaumig gerührt, gesalzen und mit geriebener Zitronenschale gewürzt. Das faschierte Fleisch wird dem Abtrieb beigemengt, der steife Schnee von 1 Eiklar vorsichtig unter die Masse gehoben und eine gebutterte Puddingform damit aufgefüllt. Im Wasserbad wird der Pudding bei schwacher Hitze etwa 20 Minuten kochen gelassen.

Kalbskotelett mit Ananasscheiben (1 Port.)

150 g Kalbskotelett, Kräutersalz, 5 g Diätmargarine, 5 g Mehl, 1–2 Scheiben Ananas (aus der Dose).

Das vorbereitete Kalbfleisch wird mit Kräutersalz eingerieben, in Mehl gewendet und in einer mit Fett ausgepinselten Pfanne auf beiden Seiten angedünstet. Unter Zusatz von Wasser oder Kalbsknochensuppe wird das Fleischstück fertig gegart und zu Ananasscheiben gereicht, die vorher in etwas Butter aromatisiert wurden.

Tomaten-Kräutersteak (1 Port.)

120 g mageres, faschiertes Rindfleisch, 30 g Magerschinken, $^1/_2$ Semmel, Salz, Petersilie, Dillkraut, 2 mittlere Tomaten, 5 g Butter, Schnittlauch.

Das faschierte Rindfleisch wird mit dem feinst gehackten Schinken, der eingeweichten und passierten Semmel sowie mit Salz und den gehackten Kräutern innig vermischt und Laibchen geformt. In einer Grillpfanne werden die Steaks ohne Fettzusatz fertig gegart. Die blanchierten Tomaten werden in Scheiben geteilt, in Butter angedämpft und unter Zusatz von wenig Flüssigkeit kurz gedünstet. Mit Schnittlauch bestreut, werden sie zu den faschierten Steaks gereicht.

Kalbsleberpudding (1 Port.)

150 g Kalbsleber, 1 Semmel, 5 g Butter, 1 Ei, Salz, Zitronensaft, Petersilie; Bröseln zum Auslegen der Puddingform.

Die geschabte Kalbsleber wird mit der geweichten und passierten Semmel sowie mit Eidotter, Butter, Zitronensaft und gehackter Petersilie vermischt, leicht gesalzen und der steife Schnee von 1 Eiklar untergehoben. Eine Puddingform mit Butter und Bröseln ausgelegt, wird mit der Masse aufgefüllt und im Wasserbad etwa 20 Minuten kochen gelassen.

Schwedisches Fischgericht (1 Port.)

200 g Schellfisch, 5 g Butter, 10 g Mehl, $^1/_8$ l Milch, $^1/_2$ Eigelb, 20 g Rahm, Zitronensaft, Salz, 1 Eiklar.

In Salzwasser wird das Fischfilet etwa 10 Minuten durchziehen gelassen und dann ohne Flüssigkeit in eine Auflaufform gelegt. Aus Butter und Mehl unter Zugabe von Milch wird eine lichte Einmach bereitet, mit Eigelb, saurem Rahm, Zitronensaft und Salz verfeinert und zuletzt mit dem steifen Schnee von 1 Eiklar unterhoben. Die Sauce wird über die Fischstücke gegossen und im Backofen leicht gebräunt.

Fischfilet in Aluminiumfolie (1 Port.)

200 g Kabeljaufilet, Zitronensaft, Salz, 5 g Butter, gehackte Petersilie.

Das gewaschene Fischfilet wird mit Zitronensaft beträufelt und gesalzen. Mit Butterflöckchen und gehackter Petersilie bestreut, wird der Fisch in die Folie eingeschlagen, die Ecken fest zusammengedrückt und im Backofen etwa 20–25 Minuten gedünstet.

Dorschfilet mit Spargel (1 Port.)

200 g Dorschfilet, Zitronensaft, 50 g Reis, 100 g Spargelspitzen, 5 g Butter, 10 g Mehl, $\frac{1}{8}$ l Spargelwasser, $\frac{1}{2}$ Eigelb, Schnittlauch.

Das gesäuberte Fischfilet wird mit Zitronensaft beträufelt und in Salzwasser etwa 10 Minuten ziehen gelassen. Der Reis wird in Salzwasser gekocht und kalt abgelöscht. Die Spargelspitzen werden in leicht gesalzenem Wasser gedämpft. Aus Butter und Mehl wird unter Zugabe von Spargelwasser eine helle Einmach bereitet, mit Eigelb abgezogen und mit Schnittlauch gewürzt. Der gekochte Reis wird auf einer vorgewärmten Platte angerichtet, der Fisch darauf gelegt, mit den Spargelspitzen garniert und der Sauce übergossen.

Gedünstetes Fischfilet (1 Port.)

200 g Seefischfilet, Zitronensaft, gehackte Kräuter, 1 Eßlöffel Mazola-Öl, Selleriesalz, $\frac{1}{2}$ Tasse Wasser.

Wasser und Öl werden in der Grillpfanne zum Kochen gebracht, das mit Zitronensaft beträufelte Fischfilet in die Grillpfanne gelegt und garen gelassen. Mit gehackten Kräutern und Selleriesalz bestreut, wird das Fischgericht zu einer Tomaten- oder Kräutersauce gereicht.

Fischtopf (1 Port.)

200 g Kabeljaufilet, Zitronensaft, Salz, 1 Teelöffel Diätmargarine, 2 mittlere Tomaten, gehackte Petersilie.

Das mit Zitronensaft beträufelte Fischfilet wird $\frac{1}{2}$ Stunde stehen gelassen. Mit Salz eingerieben, wird der Fisch in eine feuerfeste Form gelegt, mit Margarineflöckchen bestreut und mit Tomatenscheiben belegt. Mit gehackter Petersilie versehen, wird der Fischtopf im Backofen oder auf dem Herd mit geschlossenem Deckel etwa 15 Minuten dünsten gelassen. Dazu kann Kartoffelbrei gereicht werden.

Fischfrikassee (1 Port.)

200 g Schollenfilet, Zitronensaft, 1 Teelöffel Diätmargarine, 1 Eßlöffel Mehl, Petersilie, Edelhefe, Salz.

Das mit Zitronensaft gesäuerte Fischfilet wird etwa $\frac{1}{2}$ Stunde ziehen gelassen. Aus Fett, Mehl und etwas Wasser wird eine helle Sauce bereitet, mit Salz, Zitronensaft und gehackter Petersilie geschmacklich abgerundet. Das in kleinere Würfel geschnittene Fischfilet wird in der Sauce garziehen gelassen und vor dem Servieren mit etwas Edelhefe gewürzt.

Kabeljaufilet auf Pariser Art (2 Port.)

400 g Fischfilets, 5 g Mazola-Öl, 1–2 Eßlöffel saurer Rahm, 50 g Schinken, 50 g Champignonköpfe, Zitronensaft, Petersilie, Salz.

Die gesäuberten, leicht gesalzenen Filets werden in einer Teflonpfanne an beiden Seiten hell angedämpft. Die Champignons in wenig Salzwasser gegart, werden sehr fein gehackt und mit dem geschnittenen Schinken sowie Rahm vermischt. Die Masse wird mit gehackter Petersilie, Salz und Zitronensaft gewürzt und über die Filetstücke gegossen. Bei Mittelhitze wird die Speise leicht überdünstet.

Andalusische Fischspeise (1 Port.)

200 g Fischfilets, 1 mittelgroße Tomate, Kräutersalz, Zitronensaft, 15 g milder geriebener Käse, etwas Tomatenmark, 3 g Pflanzenöl. Schnittlauch.

Die gesäuberten Filets werden leicht gesalzen und mit Tomatenmark bestrichen. Enthäutete Tomatenscheiben werden aufgelegt und mit geriebenem Käse bestreut. Eine feuerfeste Glasform wird mit Öl ausgepinselt, die Fischfilets hineingelegt und der Boden leicht mit Wasser bedeckt. Zugedeckt wird die Speise etwa 20 Minuten gedämpft und mit gehacktem Schnittlauch bestreut, serviert.

Tomaten-Rotbarschfilet (2 Port.)

300 g Rotbarschfilets, Zitronensaft, Salz, 15 g Butter, 250 g Tomaten, Fischwürzung, Schnittlauch.

Die gesäuberten Fischfilets werden mit Zitronensaft eingerieben, gesalzen und einige Zeit stehen gelassen. In eine gefettete, feuerfeste Glasform werden abwechselnd Filet und die enthäuteten, in Scheiben geschnittenen Tomaten gelegt und gesalzen. Mit Butterflöckchen belegt, wird die Fischspeise im Backofen bei Mittelhitze etwa 20 Minuten garen gelassen. Mit etwas Fischwürzung und gehacktem Schnittlauch bestreut, wird das Gericht sofort aufgetragen.

Forelle a là Provence (1 Port.)

1 kleinere Forelle, wenig Salz, Zitronensaft, 3 g Mazola-Öl, etwa 2–3 Eßlöffel Wasser.

Für die Sauce: $1/8$ l Fischbrühe, 1 gestrichener Teelöffel Maizena, $1/2$ Eidotter, 5 g Butter, Zitronensaft, Dill, Salz.

Die gesäuberte Forelle wird mit Zitronensaft eingerieben und 10 Minuten stehen gelassen. Dann wird der Fisch mit Öl bestrichen, leicht gesalzen und in eine ausgebutterte Kasserolle gelegt. Mit etwas heißem Wasser angegossen, wird die Forelle im geschlossenen Kochgefäß etwa 20 Minuten gedämpft. Zur pikanten

Sauce wird die Fischbrühe mit Wasser zu $\frac{1}{8}$ l aufgefüllt, mit Maizena und Eigelb verquirlt und auf kleiner Flamme zur Creme geschlagen. Mit gehacktem Dill, Zitronensaft, Salz und Zucker wird die Sauce gewürzt und mit Butter vollendet.

Verschiedene Hauptspeisen

Kräutertopfenomelette mit Gemüsefülle (1 Port.)

2 gehäufte Eßlöffel passierter Topfen, 1 Ei, Salz, 2 gestrichene Eßlöffel Maizena, 15 g Mehl, etwa 3 Eßlöffel Milch, Schnittlauch, Petersilie; zum Ausbacken: Pflanzenöl.

Für die Fülle: 150 g Karfiolröschen, heimische Küchenkräuter, 2 g Butter. Der Topfen wird mit Eigelb und Salz vermengt; Maizena mit Mehl vermischt und gesiebt, wird zusammen mit der Milch dem Topfen beigemengt. Die Kräuter werden feinst gehackt und gemeinsam mit dem steifen Eischnee locker unter die Topfenmasse gerührt. In einer Teflonpfanne werden helle Omeletten gebacken und gefüllt. Für die Fülle werden die Karfiolröschen in wenig Salzwasser gedämpft, in zerlassener Butter geschwenkt und mit gehackten Kräutern gewürzt.

Topfen-Eiomelette mit Schinken (1 Port.)

2 gehäufte Eßlöffel passierter Topfen, 1 Ei, 2 gestrichene Teelöffel Maizena, 10 g Mehl, etwa 100 ccm Milch, Pflanzenöl zum Ausbacken. Für die Fülle: 80 g Magerschinken, gehackte Petersilie, 2 g Butter.

Der Topfen wird mit Eigelb verührt, Maizena mit Mehl vermischt. Abwechselnd werden Maizena und Milch zum Topfen verrührt und zuletzt der steife Eischnee unterhoben. In einer Teflonpfanne wird Öl zerlassen und helle Omeletten ausgebacken. Für die Fülle wird der Schinken feinst gehackt, in wenig Butter angedünstet und mit Petersilie geschmacklich verfeinert.

Schinkenreis (1 Port.)

60 g Reis (roh gewogen), 50 g Magerschinken, Salz, 3 g Butter, Schnittlauch. Der Reis wird in Salzwasser gekocht, kalt abgelöscht und abtropfen gelassen. Schinken wird feinst gehackt, in wenig Butter angedünstet und mit gehacktem Schnittlauch vermischt. Der Reis wird mit dem Schinken vermengt und dazu kann eine kleine Salatplatte gereicht werden.

Tomaten mit pikanter Fülle (2 Port.)

4 mittlere feste Tomaten, 150 g mageres, faschiertes Rindfleisch, 2 Eßlöffel Haferflocken, Kräutersalz, verschiedene heimische Küchenkräuter (feinst gehackt), Edelhefe; Pflanzenöl zum Ausstreichen der Pfanne.

Die Tomaten werden gekappt und ausgehöhlt. Das faschierte Fleisch wird mit etwa 1 Eßlöffel Fruchtfleisch durchgeschlagen, die übrigen Zutaten dazugegeben und zu einem halbfesten Fleischteig verarbeitet. Die Masse wird in die Tomaten eingefüllt, die Deckelchen wieder aufgesetzt und in eine mit Öl ausgepinselte, beschichtete Pfanne gegeben. Das restliche Fruchtfleisch wird dazugeschüttet und im geschlossenen Kochgefäß läßt man die Tomatenspeise gar dämpfen.

Omelette mit Kalbfleisch-Spargelfülle (1 Port.)

2 Eier, Salz, 2 g Butter; für die Fülle: 100 g Kalbfleisch, 10 g Mehl, 2 g Butter, $1/8$ l Kalbsknochensuppe, 50 g Spargelköpfe, Schnittlauch, Kräutersalz.

Die Eidotter mit wenig Salz verrührt, werden mit dem steifen Eischnee locker untermengt und auf einer leicht gebutterten, beschichteten Pfanne zugedeckt bei kleiner Hitze 2 Minuten angebacken, dann im Backrohr offen 3–4 Minuten aufziehen gelassen. Für die Fülle wird das rohe, faschierte Kalbfleisch in Butter angedünstet, mit Mehl gestäubt und Brühe aufgegossen. Mit Kräutersalz gewürzt, wird das Fleisch einige Minuten dämpfen gelassen. Spargelköpfe werden in wenig Flüssigkeit gegart, mit Schnittlauch sowie Salz gewürzt und dem fertigen Kalbshaschee beigemengt.

Käseauflauf (1 Port.)

40 g Mehl, $1/10$ l Milch, 1 Ei, Salz, 25 g geriebener, milder Käse, 10 g Butter.

Mehl wird mit kalter Milch verrührt, das Eigelb, etwas Salz, der Käse und die zerlassene, lauwarme Butter dazugegeben und zuletzt der steife Eischnee locker untergehoben. Eine ausgepinselte Backform wird mit der Käsemasse gefüllt und im Backrohr etwa 20 Minuten aufgehen gelassen.

Nudelauflauf mit Gemüse (1 Port.)

50 g Bandnudeln, Salz, 100 g Gemüseallerlei (Tiefkühlgemüse), 50 g Magertopfen, 1 Ei, 1 Eßlöffel Milch, Petersilie.

Die Teigwaren werden in Salzwasser weichgekocht und kalt abgelöscht. Das Tiefkühlgemüse wird ebenfalls in wenig Flüssigkeit gedämpft und mit etwas Kräutersalz sowie gehackter Petersilie gewürzt. Der Topfen wird mit Ei, Salz und Milch gut verrührt. Eine kleine hohe Auflaufform wird mit der Hälfte der

Teigwaren aufgefüllt, darauf das Gemüse gegeben und dann der Rest der Nudeln obenauf. Die Topfenmasse wird darübergegossen und die Speise im Backrohr bei mäßiger Hitze hell überbacken.

Gemüsegerichte

Karfiolpüree (1 Port.)

150 g Karfiolröschen, 1–2 Eßlöffel Milch, Muskatnuß, 5 g Butter, Salz.

Der Karfiol wird in wenig Salzwasser unter Zusatz von Milch weichgekocht, passiert und mit geriebener Muskatnuß sowie frischer Butter geschmacklich vollendet.

Karottenpüree (1 Port.)

150 g junge Karotten, 5 g Butter, Salz, Zucker.

Die gekochten passierten Karotten werden mit Butter heiß gerührt und mit Salz sowie Zucker geschmacklich verfeinert.

Gemüseallerlei (1 Port.)

50 g Karotten, 1 kleine Petersilienwurzel, 50 g junge Fisolen, 1 kleines Stück Sellerie, 1 mittlere Kartoffel, reichlich grüne Küchenkräuter, Salz, 1 Eßlöffel Mazola-Öl, $^3/_8$ l Wasser, Edelhefe nach Geschmack.

Die verschiedenen Gemüsesorten und die Kartoffel werden fein geschnitten, mit Wasser aufgefüllt und gar gedämpft. Mit gehackten Kräutern, Salz, Edelhefe sowie etwas Öl wird die Gemüsespeise geschmacklich vollendet.

Spinatgemüse (1 Port.)

250 g Spinat, 5 g Butter, etwas Salz, 1 Eßlöffel geriebener Parmesan, Edelhefe nach Geschmack.

Frische, junge Spinatblätter werden gründlich gewaschen, abtropfen gelassen und in einer Grillpfanne unter Zusatz von wenig Wasser gegart. Mit Edelhefe, Salz und Butter wird das Gemüse verfeinert und mit Parmesan bestreut, sofort serviert.

Junge Karotten zu gebratenen Apfelscheiben (1 Port.)

150 g junge Karotten, gehackte Zitronenmelisse, etwas Salz; 100 g Äpfel, 5 g Butter.

Die klein stiftelig geschnittenen Karotten werden in wenig Salzwasser gedämpft, mit Zitronenmelisse gewürzt und auf einem Teller warm gestellt. Inzwischen wird der geschälte, in Scheiben geschnittene Apfel (ohne Kerngehäuse) in Butter leicht angedämpft und das Gemüse damit garniert.

Tomatengemüse (1 Port.)

250 g Tomaten, 5 g Butter, Salz, Schnittlauch.

Die Tomaten werden kurz in kochendes Wasser gelegt, herausgehoben und abgezogen. In halbe Stücke geteilt, leicht ausgedrückt, wird das Gemüse in Butter gedämpft und vor dem Servieren mit gehacktem Schnittlauch bestreut.

Selleriegemüse (1 Port.)

250 g Sellerie, 2 Eßlöffel Milch, 1–2 Eßlöffel Wasser, Zitronensaft, Salz, 5 g Butter, 10 g Maizena, gehackte Petersilie.

Die gewaschene und geputzte Sellerie wird in kleine Würfel geschnitten, die Milch-Wasserflüssigkeit dazugegeben und weich gedünstet. Im Mixer wird das Gemüse passiert, auf kleiner Flamme heißgerührt, mit angerührtem Maizena etwas angedickt sowie mit Butter, Zitronensaft und Petersilie geschmacklich verfeinert.

Spargel in Rahmsauce (1 Port.)

200 g Spargel, etwa $^1/_8$ l saurer Rahm, $^1/_2$ Eidotter, Zitronensaft, 10 g Maizena, Salz, evtl. etwas Süßstoff.

Der frische, geschälte und klein geschnittene Spargel wird in Salzwasser gedämpft. Rahm wird mit Maizena und Zitronensaft verquirlt, in das gegarte Gemüse eingerührt, kurz aufwallen gelassen und mit $^1/_2$ Eigelb abgezogen.

Grüne Fisolen (1 Port.)

200 g junge Fisolen, 3 g Diätmargarine, gehacktes Bohnenkraut, etwas Salz, Petersilie.

Die geschnittenen Fisolen werden in Fett leicht angedämpft, mit Wasser aufgegossen, gesalzen und gegart. Knapp vor dem Fertigstellen wird das gehackte Bohnenkraut dazugegeben und vor dem Servieren wird die Speise mit Petersilie geschmacklich vollendet.

Zucchetti-Gemüse (1 Port.)

250 g geschälte, in kleine Würfel geschnittene Zucchetti werden unter Zusatz von wenig Gemüsebrühe und 5 g Diätmargarine weich gedünstet.

10 g Maizena wird mit etwas kalter Milch verquirlt, in das Gemüse eingerührt und mit Zitronensaft geschmacklich verfeinert.

Kartoffelspeisen und Beilagen

Kartoffelschnee (1 Port.)

250 g Kartoffel, 3 g Diätmargarine, Salz.

Die gekochten, noch heißen Kartoffel werden geschält, durch die Presse auf eine warme Servierplatte gedrückt, leicht gesalzen und mit Fettflöckchen bestreut.

Kartoffel mit frischem Dill (1 Port.)

250 g Kartoffel, 3 g Butter, Salz, feinst gehacktes Dillkraut.

Kleinere Kartoffel werden sehr weich gekocht, geschält, geschnitten und in zerlassener Butter geschwenkt. Mit Dill bestreut, wird die Kartoffelspeise sofort serviert.

Kartoffelspeise auf Schweizer Art (1 Port.)

100 g Kartoffel, 100 g Äpfel, 5 g Butter.

Die geschälten Karotten werden klein geschnitten und in Dampf weichgekocht. Die Äpfel werden ebenfalls geschält, in Scheiben geteilt und in wenig Wasser gegart. Auf einer heißen Platte werden die Kartoffel mit den Äpfeln geschichtet, mit Butterflöckchen bestreut und sofort serviert.

Bechamelkartoffel (1 Port.)

250 g Kartoffel, 100 ccm Milch, 5 g Butter, Salz.

Kleinere Kartoffel werden in der Schale nicht zu weich gekocht, geschält und in Scheiben geschnitten. In einem kleineren Kochgefäß werden sie unter Zusatz von Milch, Butter und Salz bei kleiner Flamme sämig gekocht.

Bouillon-Kartoffel (1 Port.)

200 g geschälte und in kleine Würfel geschnittene Kartoffel werden in wenig Gemüsebrühe weich gedämpft. Mit sehr fein gehackter Petersilie bestreut, wird die Beilage zu einer Fleischspeise passend, sofort serviert.

Kartoffelbrei mit Buttermilch (1 Port.)

250 g geschälte und in kleine Würfel geschnittene Kartoffel werden in wenig Wasser weich gedämpft. Durch die Kartoffelpresse gedrückt, wird die Kartoffelmasse mit etwas Buttermilch sämig geschlagen, mit geriebener Muskatnuß gewürzt und mit 5 g Pflanzenfett versehen. Auf einer heißen Servierplatte angerichtet, wird die Speise sofort serviert.

Semmelknödel (4 Port.)

200–250 g Semmelwürfel, 30 g Mazola-Öl, 60 g Mehl, 1 Ei, 1 knapper Viertelliter Milch, Salz.

Die Semmelwürfel werden mit Öl beträufelt, mit Mehl gestaubt und die mit dem Ei verquirlte Milch darübergegossen; vorsichtig wird die Masse vermengt, nach Bedarf gesalzen. Es werden kleine Knödel geformt, in kochendes Salzwasser eingelegt und ca. 8–10 Minuten gekocht.

Nockerln (1 Port.)

100 g Mehl, 5 g Mazola-Öl, $^{1}/_{2}$ Ei, 1 Eßlöffel saurer Rahm, 1 Eßlöffel Milch, Salz, 5 g Butter.

Die Zutaten werden miteinander vermischt, wenig abgeschlagen und die weiche Teigmasse durch ein Nockerlsieb in wallendes Salzwasser gedrückt. Sobald die Nockerln gar sind, werden sie auf ein Sieb gelegt und kalt abgespült. In einer Kasserolle zerläßt man Butter, vermischt die Nockerln damit und reicht sie als Beilage zu einem Fleischgericht.

Gemüsereis (1 Port.)

50 g Reis, 50 g junge, grüne Erbsen, 50 g Spargel, 5 g Diätmargarine, Salz, Petersilie.

Der gekochte Reis wird mit den gedämpften Gemüsen in zerlassener Margarine geschwenkt und mit gehackter Petersilie bestreut, serviert.

Spaghettiauflauf (2 Port.)

80 g Spaghetti, 10 g Pflanzenmargarine, 1 Eidotter, 2 Eiklar, Salz, Muskatnuß, Petersilie.

Die Spaghetti werden in Salzwasser körnig weich gekocht; aus Fett, Dotter, Salz, Muskatnuß und gehackter Petersilie wird ein Abtrieb bereitet und die gekochten Teigwaren damit vermengt. Der steife Schnee von 2 Eiklar wird vorsichtig unter die Masse gehoben und in einer ausgefetteten Auflaufform wird die Speise im Rohr bei Mittelhitze goldgelb gebacken.

Italienischer Reis (1 Port.)

50 g Reis, 120 g Tomaten, 2 g Butter, Salz, Parmesan, Petersilie.

Der Reis wird gekocht, die gewaschenen, abgezogenen Tomaten in Butter und gehackter Petersilie unter Zusatz von wenig Wasser gedämpft. Mit den Tomatenstückchen vermengt, wird der Reis mit etwas Parmesan bestreut und serviert.

Topfengrießknödel (3 Port.)

60 g Butter, 2 Eidotter, 250 g passierter Topfen, 100 g feiner Grieß, Salz, 2 Eiklar.

Die Zutaten werden innig vermischt und etwa 1 Stunde ziehen gelassen. Es werden kleine Knödel geformt, in kochendes Salzwasser eingelegt und 5 Minuten leicht wallen gelassen. Weitere 5 Minuten läßt man die Knödel ziehen.

Grießpudding (1 Port.)

60 g Grieß, ¼ l Milch, 20 g Butter, 1 Ei, Salz.

Der Grieß wird mit kochender Milch übergossen, umgerührt und auskühlen gelassen. Aus Butter und Eigelb wird ein schaumiger Abtrieb bereitet, der ausgekühlte Grießbrei dazugegeben, gesalzen und zuletzt der steife Schnee von 1 Eiklar unterhoben. In ein gebuttertes Förmchen eingefüllt, wird der Pudding im Wasserbad etwa 20 Minuten ziehen gelassen.

Käsenockerln (2 Port.)

250 g Mehl, 1 Ei, 10 g Butter, 40 g milder geriebener Käse, Milch nach Bedarf, Salz.

Aus Mehl, Ei, Milch und Salz wird ein mittelfester Nockerlteig bereitet, mit einem Teelöffel kleine Nockerln ausgestochen und in Salzwasser gekocht. In zerlassener Butter geschwenkt sowie mit geriebenem Käse bestreut, wird die Beilage serviert.

Saucen

Passierte Spargelsauce (2 Port.)

$^1/_4$ l Gemüsebrühe, 15 g Maizena, 5 g Butter, Salz, Zitronensaft, $^1/_2$ Eidotter, Schnittlauch, 120 g gekochtes Spargelgemüse.

Maizena wird mit etwas kalter Gemüsebrühe angerührt, in die restliche kochende Suppe einlaufen gelassen und der passierte Gemüsebrei dazugegeben. Mit Salz, Zitronensaft, Butter und gehacktem Schnittlauch wird die Sauce gewürzt und mit Eidotter abgezogen.

Passierte Chamipgnonsauce (1 Port.)

50 g Champignons, etwa $^1/_4$ l Flüssigkeit, 3 g Butter, 10–15 g Maizena, 1 Eßlöffel Rahm, Petersilie, Salz, Edelhefe.

Die geputzten, blättrig geschnittenen Champignons werden in Butter leicht angedämpft und unter Zusatz von etwas Wasser gedämpft. Maizena mit Rahm versprudelt, wird in den passierten Champignonbrei eingerührt, die Sauce auf die gewünschte Konsistenz gebracht und mit Salz sowie gehackter Petersilie der Geschmack vollendet. Mit Edelhefe bestreut, wird die Sauce sofort serviert.

Einmachsauce (1–2 Port.)

2 gestrichene Teelöffel Maizena, $^1/_8$ l Wasser, $^1/_8$ l Milch, 3 g Pflanzenmargarine, Salz, Zitronensaft, evtl. $^1/_2$ Eidotter zum Legieren.

Maizena wird mit der angegebenen Milch-Wassermenge verquirlt und zum Kochen gebracht. Nachdem die Grundsauce gut verkocht ist, wird mit Salz, Zitronensaft und Butter gewürzt und evtl. mit Eidotter geschmacklich verfeinert.

Die Sauce kann durch folgende Zutaten variiert werden:
1. Fein gehacktes, gekochtes Kalbfleisch
2. Fein gehacktes Hirn
3. Fein geschabte, rohe Kalbsleber
4. Fein gehackter, magerer Schinken
5. Fein gehacktes Hühnerfleisch

Dillsauce (2 Port.)

$^1/_8$ l Kalbsknochensuppe, $^1/_8$ l saure Milch, 10–15 g Maizena, Salz, Dill, Zitronensaft, Zucker, 3 g Pflanzenmargarine.

Maizena mit saurer Milch gut verschlagen, wird in die kochende Suppe eingerührt und kurz aufwallen gelassen. Frisches Dillkraut wird feinst gehackt, der Sauce beigemengt, mit Salz, Zucker, Zitronensaft und Butter der Geschmack vollendet.

Käsesauce (3 Port.)

$^1/_4$ l Gemüsebrühe, $^1/_8$ l Obers, $^1/_8$ l Milch, 30–40 g Maizena, 50 g geriebener, milder Käse, Salz, Muskatnuß, 5 g Pflanzenmargarine.

Maizena mit kalter Milch verquirlt, wird in die kochende Gemüsebrühe eingerührt und kurz aufwallen gelassen. Mit Salz, Muskatnuß und Butter wird die Grundsauce gewürzt, mit Obers sämig gemacht und zuletzt der geriebene Käse eingerührt. (Die Sauce nicht mehr aufkochen!)

Tomatensauce (1 Port.)

2 gestrichene Eßlöffel Maizena, 150 ccm gewässerte Milch, 250 g Tomaten, Salz, Zucker, 3 g Pflanzenmargarine, Edelhefe.

Maizena mit wenig Flüssigkeit verquirlt, wird in die angegebene Milchmenge eingerührt, die geschälten, rohen und passierten Tomaten dazugegeben und die Sauce gut verkochen gelassen. Mit den übrigen Zutaten wird geschmacklich vollendet.

Passierte Gemüsesauce (1–2 Port.)

200 g verschiedene Gemüsesorten (Karotten, Sellerie, Karfiol, grüne Erbsen), 15–20 g Maizena, 5 g Butter, 2 Eßlöffel saurer Rahm, Salz, Zitronensaft, grüne Petersilie, Weizenkeime.

Die verschiedenen Gemüsesorten werden klein geschnitten und in wenig Gemüsebrühe gedämpft. Maizena mit Rahm versprudelt, wird in den passierten Gemüsebrei eingerührt, die Sauce auf die gewünschte Konsistenz gebracht und mit den restlichen Zutaten geschmacklich verfeinert. Vor dem Servieren werden 1–2 Teelöffel Weizenkeime in die Sauce verührt.

Salate

Selleriesalat mit Ananas (1 Port.)

100 g gekochtes, klein gewürfeltes Selleriegemüse, 1 Scheibe Ananas (Dosenfrucht), Zitronensaft, $^1/_2$ Becher Joghurt, etwas Diätsenf.

Die in kleine Stücke geschnittene Frucht wird mit dem Selleriegemüse vermengt und mit Zitronensaft beträufelt. Joghurt wird mit wenig Diätsenf verschlagen und der Salat darin mariniert.

Hühnersalat (1 Port.)

100 g gekochtes Hühnerfleisch, 100 g gedämpftes Spargelgemüse; für die Salatsauce: 1–2 Eßlöffel Joghurt, Salz, Zitronensaft, Schnittlauch.

Das klein geschnittene Hühnerfleisch wird mit den Spargelstückchen in einer Salatschüssel nett garniert und mit der Salatsauce, aus obigen Zutaten bereitet, übergossen.

Tomatensalat mit Topfen (1 Port.)

2 mittlere, feste Tomaten werden enthäutet und ausgehöhlt. Das Fruchtfleisch wird mit passiertem Topfen und verschiedenen Kräutern vermischt sowie mit etwas geriebener Orangenschale und Kaffeeobers geschmacklich verfeinert. Die gefüllten Tomaten werden auf Salatblättern angerichtet und serviert.

Tomaten-Bananensalat (1 Port.)

2 mittelgroße Tomaten, 1 kleine Banane, 5 g Öl, Saft von 1 Zitrone, Dextropur nach Geschmack, Salz, 2 Eßlöffel Wasser.

Die enthäuteten Tomaten sowie die abgezogene Banane werden klein geschnitten und auf eine Glasplatte verteilt. Aus den übrigen Zutaten wird eine Marinade bereitet und über den Salat gegossen.

Schinken-Apfelsalat (1 Port.)

50 g magerer Schinken, 1 mittelgroßer mürber Apfel; für die Marinade: 5 g Mazola-Öl, Zitronensaft, Salz, Zucker, Kräuter.

Der Schinken wird streifig geschnitten, der geschälte Apfel in kleine Würfel geteilt. Aus den übrigen Zutaten wird eine pikante Marinade bereitet, mit gehackten Kräutern gewürzt und der Salat damit übergossen.

Bunter Salat (1 Port.)

100 g mageres, gekochtes Kalbfleisch, 1 mittelgroße Tomate, 1 kleiner Apfel; für die Marinade: 10 g Mazola-Öl, Zitronensaft, Salz, Zucker, Schnittlauch.

Das Kalbfleisch und die enthäutete Tomate werden in kleine Würfel, der geschälte Apfel in Streifen geschnitten. Aus den übrigen Zutaten und dem gehackten Schnittlauch wird eine pikante Marinade bereitet und über den Salat gegossen.

Kalbszungensalat (1 Port.)

100 g gekochte Kalbszunge, 100 g gekochte Sellerie, 50 g Champignonköpfe; für die Marinade: 1 Eßlöffel Pflanzenöl, 2 Teelöffel Zitronensaft, Salz, Zucker nach Geschmack, gehackte Kräuter.

Fleisch und Sellerie werden streifig geschnitten, die Champignons in wenig Salzwasser gedämpft. Der Salat wird mit der pikanten Marinade gewürzt und mit den gegarten Champignons verziert.

Karottensalat mit Kresse (1 Port.)

200 g junge Karotten werden stiftelig geschnitten und in wenig Salzwasser gedämpft. Aus Joghurt, Zitronensaft und etwas Streuwürze wird eine pikante Salatsauce gerührt, die Karotten damit mariniert und in die Mitte eines Glastellers gegeben. Die gut gewaschene Kresse wird auf dem Tellerrand angerichtet und mit Zitronensaft sowie etwas Öl beträufelt.

Schinken-Reis-Salat mit Kräutersauce (1 Port.)

100 g magerer Schinken, 1 kleiner Apfel, 1 Tomate, 1¹/₂ Eßlöffel gekochter Reis; Kräutersauce: 2–3 Eßlöffel Joghurt, 2 Eßlöffel Zitronensaft, Salz, etwas Zukker, Schnittlauch, Petersilie.

Der Schinken, die abgezogene Tomate und der geschälte Apfel werden klein geschnitten und mit dem gekochten Reis vermischt. Die für die Marinade angegebenen Zutaten werden zusammen mit den gehackten Kräutern gut verschlagen und über den Salat gegossen.

Feiner Hörnchen-Salat (2 Port.)

50 g Hörnchen, 50 g Karotten, 50 g junge Erbsen, 2 Scheiben Ananas (aus der Dose), 80 g magerer Schinken; Zitronensauce: 1 Eßlöffel Pflanzenöl, 2 Teelöffel Zitronensaft, Salz, etwas Zucker, gehackte Kräuter.

Die stiftelig geschnittenen Karotten werden zusammen mit den jungen Erbsen kurz gedämpft. Die Ananasfrüchte und der Schinken werden in Streifen geschnitten und mit den gekochten Teigwaren und Gemüse vermischt. Die vorbereitete Marinade wird über den Salat gegossen, ev. noch mit etwas Streuwürze verfeinert und gut durchziehen gelassen.

Grüner Salat mit Topfenmarinade (2 Port.)

1 Häuptel grüner Salat; für die Salatsauce: 120 g Topfen, etwa 200 ccm Milch, Saft von ½ Zitrone, 10 g Pflanzenöl, Salz, Zucker, Schnittlauch.

Der gut gewaschene Salat wird feinnudelig geschnitten, die übrigen Zutaten werden zu einer pikanten Marinade gerührt, mit gehacktem Schnittlauch gewürzt und über den Salat gegossen.

S ü ß s p e i s e n

Pfirsich-Müsli (1– 2 Port.)

1½ Eßlöffel Topfen, 1 Becher Milch, 2 gehäufte Eßlöffel Haferflocken, 120 g Pfirsiche (Dosenfrucht), Dextropur nach Geschmack, evtl. etwas Zitronensaft.

Der passierte Topfen wird mit Milch verrührt und nach Bedarf gesüßt. Die Haferflocken werden zusammen mit den klein geschnittenen Früchten dazugegeben und der Brei gut vermischt. Es kann zusätzlich noch mit wenig Zitronensaft gewürzt werden.

Heidelbeer-Topfencreme (1 Port.)

120 g Topfen, 8 Eßlöffel Milch, etwa 1 Eßlöffel Heidelbeer-Vollfrucht (aus dem Reformhaus), 1 Teelöffel Fruchtzucker.

Der passierte Topfen wird mit Milch sämig gemacht und mit den übrigen Zutaten vermischt.

Topfen-Vanillesauce (1 Port.)

120 g Topfen, ¼ l Milch, 1 Eßlöffel Honig, 1 Stück Vanillestange.

Der passierte Topfen wird mit der Milch sahnig gerührt, die Vanillestange in wenig Milch gekocht und abkühlen gelassen. Mit dem Honig zusammen wird der Vanillegeschmack der Topfencreme beigemengt und kann zu Fruchtpuddings gereicht werden.

Sanddorn-Joghurt (1 Port.)

1 Becher Joghurt wird mit 1 Eßlöffel Sanddornsirup gut vermischt und 1 Eßlöffel Haferflocken darunter verrührt.

Grießbrei mit Apfelmus (1 Port.)

$^1/_4$ l Milch, 2 Eßlöffel Grieß, künstlicher Süßstoff, das Abgriebene von $^1/_2$ Zitrone, 1 Eidotter, 1 Eßlöffel fertiges Apfelmus.

In die kochende Milch werden Grieß, künstlicher Süßstoff, die abgeriebene Zitronenschale und der Eidotter eingerührt und kurz verkochen gelassen. Zum Schluß wird das Apfelmus unter die Grießmasse gehoben.

Buttermilch-Kaltschale (1 Port.)

200 g Buttermilch, 70 g Orangensaft, etwas Zitronensaft, abgeriebene Orangenschale, 100 g Orangenspalten, Dextropur nach Geschmack.

Buttermilch wird mit Orangen- und Zitronensaft gut verschlagen, die abgeriebene Orangenschale sowie Dextropur dazugegeben. Die vorbereiteten Organenspalten werden in eine Glasschale gelegt und die abgeschmeckte Buttermilch darüber gegossen. Mit Biskotten verziert, kann der Nachtisch gereicht werden.

Erdbeer-Grießpudding (1 Port.)

50 g Grieß, 80 g Erdbeeren, $^1/_8$ l Milch, 10 g Pflanzenmargarine, 1 Ei, abgeriebene Zitronenschale, künstlicher Süßstoff.

Die gewaschenen Erdbeeren werden zerkleinert und mit etwas künstlichem Süßstoff versehen. Aus Milch, Margarine, Zitronenschale und dem Grieß wird ein dicker Brei gekocht. Das Eigelb wird in die abgekühlte Grießmasse untergerührt und der steife Schnee abwechselnd mit den Früchten locker unter den Brei gehoben. In eine ausgepinselte Puddingform gefüllt, wird die Speise etwa 1 Stunde im Wasserbad gekocht.

Himbeer-Schaum (3 Port.)

250 g Himbeeren, etwas Wasser, 50–100 g Zucker, 40 g Maizena, 2 Eiklar.

Die Beerenfrüchte werden mit etwas Wasser weichgekocht und passiert. Die Fruchtmasse wird mit Wasser zu $^1/_2$ l aufgefüllt, nochmals kurz aufkochen gelassen und mit Zucker abgeschmeckt. Maizena mit wenig kalter Flüssigkeit verquirlt, wird in die kochende Masse eingerührt, aufwallen gelassen und sogleich in den steifen Eischnee eingeschlagen.

Apfel-Joghurt-Gelee (2 Port.)

2 mittelgroße mürbe Äpfel werden geschält und auf einer Glasreibe gerieben. 2 Eßlöffel Zucker, etwas Zimt und Vanillezucker werden zusammen mit $^1/_8$ l Joghurt und 3 Blatt aufgelöster Gelatine darunter gerührt. Eine kalt ausgespülte Glasform wird mit der Masse aufgefüllt und kalt gestellt. Nach dem Fest-

werden wird die Speise gestürzt, mit etwas frischem Fruchtpüree verziert und mit gezuckertem Eiweißschnee noch zusätzlich garniert.

Zitronensoufflé (2 Port.)

2 Eier, 2 Eßlöffel Zucker, Saft und das Abgeriebene von $\frac{1}{2}$ Zitrone.

Eigelb, Zucker, Zitronensaft und geriebene Zitronenschale werden schaumig gerührt und der steife Eischnee locker untergehoben. Die Masse wird in eine ausgepinselte Glasform gefüllt, mit Pergament bedeckt und etwa 15 Minuten im Backofen überbacken.

Feinschmecker-Nachtisch (1 Port.)

$\frac{1}{8}$ l Milch, 15 g Maizena, 1 Eigelb, $\frac{1}{8}$ l Ananassaft, 2 Scheiben Ananas, Dextropur nach Geschmack, 1 Eiweiß.

Die Milch wird zum Kochen gebracht, Maizena und Eigelb mit Ananassaft angerührt, in die kochende Milch gegeben und kurz aufwallen gelassen. Die klein geschnittenen Ananasscheiben werden in die gebundene Speise verrührt und mit Dextropur gesüßt. Mit steifgeschlagenem Eischnee kann der Nachtisch verfeinert werden.

Götterspeise mit Topfen (2 Port.)

120 g geriebene Biskuits werden mit 100 g Erdbeerpüree, etwa 2 Eßlöffeln Milch und 1 gehäuften Eßlöffel passiertem Topfen vermischt. Mit Zitronensaft und etwas Zucker wird der Nachtisch geschmacklich verfeinert.

Bratäpfel mit Topfensauce (2 Port.)

2 ungeschälte, gewaschene, mürbe Äpfel werden ohne Kerngehäuse in eine Auflaufform gegeben und im Ofen gebraten. 80 g passierter Topfen wird mit 1 Teelöffel Zitronensaft, geriebener Zitronenschale, $\frac{1}{2}$ Becher Joghurt und etwa $1\frac{1}{2}$ Teelöffeln Honig schaumig geschlagen. Die heißen Äpfel werden mit der kalten Topfensauce übergossen und sofort serviert.

Bananen-Müsli (1–2 Port.)

1 Becher Joghurt, 7 Eßlöffel Weizenkeime, 1 mittlere abgezogene Banane, Zitronensaft, Dextropur nach Geschmack.

In etwa 3 Eßlöffeln Wasser werden die Weizenkeime geweicht. Joghurt wird gut verquirlt und mit der zerdrückten Banane sowie Zitronensaft den Weizenkeimen beigemengt. Nach Geschmack wird gesüßt.

Erdbeer-Müsli (1 Port.)

2¹/₂ Eßlöffel Haferflocken, ¹/₂ Becher Joghurt, 100 g passierte Erdbeeren, 1 Eßlöffel Honig, evtl. etwas Zitronensaft.

Die Haferflocken werden einige Stunden in etwa 6 Eßlöffeln Wasser geweicht. Der gut verschlagene Joghurt wird mit dem Erdbeermus unter den Haferbrei gemengt, mit Honig und evtl. etwas Zitronensaft die Speise geschmacklich verfeinert.

Bananen-Haferflockendessert (2 Port.)

1 mittelgroße Banane, 1 mürber Apfel, Saft von einer Orange, ¹/₄ l Joghurt, 1–1¹/₂ Eßlöffel Zucker, 2–3 Eßlöffel Haferflocken.

Die geschälte, in kleine Würfel geschnittene Banane wird mit dem geschälten, auf einer Glasreibe zerkleinerten Apfel und dem Orangensaft vermischt. Die Haferflocken und der Zucker werden dazugegeben und mit Joghurt zu einer Creme gerührt.

Schaumomelette (1 Port.)

1 Eiklar, 1 Eidotter, 15 g Zucker, 5 g Butter, abgeriebene Zitronenschale.

Zuerst wird unter den steifen Schnee von 1 Eiklar der Zucker eingerührt, dann werden Eidotter und abgetriebene Zitronenschale in die Schneemasse hineingegeben und auf beiden Seiten hell gebacken. Auf eine vorgewärmte Platte gestürzt, wird die Omelette sofort serviert.

Topfenpudding (1 Port.)

30 g Topfen, 1 Semmel, 20 g Zucker, 5 g Butter, 1 Ei, ¹/₄ abgeriebene Zitronenschale; Fruchtgelee.

Butter wird mit Zucker und der abgeriebenen Zitronenschale schaumig gerührt, das Eigelb, der Topfen und die eingeweichte, passierte Semmel darunter gemengt und zuletzt der steife Schnee von 1 Eiklar vorsichtig unterhoben. In einer mit Fett ausgepinselten Puddingform wird die Speise im Wasserbad in etwa 15 Minuten gar gekocht. Mit Fruchtgelee garniert, wird der Pudding serviert.

Ananas mit Zitronensauce (1 Port.)

Zwei in pikantem Kompottsaft getränkte Zwiebackscheiben werden auf einem Glasteller mit einer warmen Ananasscheibe (Dosenfrucht) belegt und mit Zitronensauce überzogen.

Für die Zitronensauce: 40 g Zucker, 1 Ei, 1 Kaffelöffel Maizena, $^1/_4$ l Milch, $^1/_4$ Vanillestange, das Abgriebene von 1 Zitrone.

Die Milch mit der Vanillestange wird zum Kochen gebracht, Zucker mit Ei und Maizena verquirlt und in die kochende Flüssigkeit eingerührt. Das Ganze wird auf dem Feuer zusammen leicht durchgeschlagen, bis die Sauce anfängt einzudicken. Von der Herdstelle genommen, wird das Abgriebene von 1 Zitrone unter die Sauce gerührt (nicht mehr aufkochen!).

Himbeer-Reiscreme (1 Port.)

25 g Reis, $^1/_4$ l Milch, 1 Eßlöffel Zucker, 1 Eidotter, Vanillingeschmack, 150 g passierte, frische Himbeeren. Schlagobers zum Verzieren.

Der Reis wird in Milch weichgekocht, der Eidotter mit dem Zucker schaumig gerührt und der erkalteten Reismasse beigemengt. Glasschalen werden mit dem Fruchtmus ausgelegt, die Creme darübergegossen und zuletzt wird mit geschlagenem Obers verziert.

Zitronenflammeri (2 Port.)

500 ccm Milch, 1 Ei, 60 g Zucker, 40 g Maizena, Saft von 1 Zitrone, etwas Salz, abgeriebene Zitronenschale, Johannisbeerfruchtsaft.

Milch wird mit der abgeriebenen Zitronenschale und einer Prise Salz zum Kochen gebracht, das mit etwas kalter Milch verquirlte Maizena zusammen mit Eigelb und Zucker in die kochende Milch eingerührt und kurz aufwallen gelassen. Der ausgepreßte Zitronensaft wird unter den Brei verrührt und das Ganze in kalt ausgespülte Formen eingefüllt. Nach dem Erkalten wird der Flammeri gestürzt und mit Johannisbeersaft serviert.

Erdbeer-Schaum (1 Port.)

1 Eiklar, 1 Eigelb, Zucker nach Geschmack, 100 g Erdbeerkompottfrüchte.

1 Eiklar wird steif geschlagen und nach Geschmack gesüßt. Ein Eigelb wird darunter gerührt und nochmals kräftig durchgeschlagen. Die passierten Erdbeerkompottfrüchte (ohne Saft) werden dem Schaum beigemengt und in kleine Glasschalen gefüllt. Dazu können Biskotten gereicht werden.

Apfelcreme (1–2 Port.)

250 g mürbe Äpfel, Zitronenschale, $^1/_8$ l Wasser, etwa 50 g Zucker, 150 g Maizena, Zitronensaft.

Die geschälten, blättrig geschnittenen Äpfel werden mit etwas abgeriebener Zitronenschale in wenig Wasser gedünstet. Das passierte Fruchtmus wird gezuckert und nochmals erhitzt; Maizena mit wenig kalter Flüssigkeit verquirlt, wird in den Obstbrei eingerührt und kurz aufwallen gelassen. Mit etwas Zitronensaft gewürzt, wird die Creme in Glasschalen gefüllt und evtl. mit kleinen Schlagoberstupfen verziert.

Marillen unter der Haube (3 Port.)

250 g Marillenkompottfrüchte; 40 g Maizena, 50 g Zucker, Zitronenschale, 1–2 Eigelb, $1/2$ l Milch, 1–2 Eiklar.

Die zerkleinerten Kompottfrüchte werden in eine Schale gegeben; Maizena wird mit Zucker, abgeriebener Zitronenschale und Eigelb in etwas kalter Milch versprudelt, in die restliche, inzwischen kochende Milch eingerührt und kurz aufwallen gelassen. Der heiße Maizenabrei wird dann sofort in den mit etwas Zucker sehr steifen Schnee leicht eingeschlagen. Die Creme wird über die vorbereiteten Früchte gegeben und kühl serviert.

Verschiedene Vitamin-Cocktails

Orangen-Milch (1 Port.)

200 ccm Milch, Saft von 1 Orange, 1 Teelöffel Fruchtzucker, 1 Teelöffel Weizenkeime.

Obige Zutaten werden in einem elektrischen Mixgerät vermischt und in Gläsern serviert.

Sanddorn-Cocktail (1 Port.)

200 ccm Buttermilch, 40 g passierter Topfen, 1 Teelöffel Fruchtzucker, 1 Eßlöffel Sanddorn, ungesüßt.

Der Topfen wird mit der Buttermilch gut verrührt und die übrigen Zutaten dazu vermengt.

Tomaten-Apfelsaft (1 Port.)

In 120 g Tomatensaft werden 60 g Apfelsaft und 1 Eßlöffel Grapefruitsaft vermischt und mit Dextropur gesüßt. Kurz vor dem Servieren wird der Saft mit etwa $1^{1}/_2$ Eßlöffeln Kaffeeobers verfeinert. Glasschalen werden mit kleinen Bananenscheiben belegt und der fertige Saft darüber gegeben.

Gold-Trunk (1 Port.)

Der Saft von je 1 Tomate und Orange wird mit etwas Apfelsaft verdünnt, mit Zucker gesüßt und mit Zitronensaft verfeinert.

Spinatsaft (1 Port.)

Der Saft von 120 g zartem Spinat wird mit $1/2$, schaumig gerührten Banane vermengt, mit Zitronensaft und etwas Majoran gewürzt und mit Joghurt je nach Geschmack verquirlt.

Erdbeer-Milch (1 Port.)

100 g zerdrückte, reife Erdbeeren werden passiert, mit 150 ccm gut verquirltem Joghurt vermischt und mit dem steifen Schnee von 1 Eiklar verfeinert.

Tomatensaft (1 Port.)

250 g reife Tomaten, $1/4$ Grapefruit, 1 Scheibe Ananas (Dosenfrucht), 1 Eßlöffel Kaffeeobers.

Durch die Saftzentrifuge werden Tomaten und Grapefruit gepreßt und der gewonnene Saft mit Kaffeeobers verfeinert. Eine Cocktailschale wird mit der Ananasfrucht belegt, der Saft darüber gegossen und serviert.

Kräuter-Mix (1 Port.)

1 Becher Joghurt, frische Kräuter (Dill, Kerbel, Schnittlauch, Petersilie).

Joghurt wird mit den feinst gehackten Kräutern gemixt und in Gläsern serviert.

Buttermilch-Frappé (1 Port.)

$1/4$ l Buttermilch, Zitronensaft, Marillenkompottfrüchte, Zucker nach Geschmack.

Im Mixer werden obige Zutaten gut vermischt und in Glasschalen serviert.

Aperitif Babette (1 Port.)

100 g zerdrückte, reife Erdbeeren, 100 g pürierte Johannisbeeren, 1 mittlere abgezogene Banane, 100 g Traubensaft.

Obige Zutaten werden in einem Mixgerät gut vermischt und wenn notwendig etwas gesüßt.

Bananen-Drink (1 Port.)

200 ccm Buttermilch, 1 kleine abgezogene Banane, 1 Teelöffel Zitronensaft, 1 Teelöffel Honig.

Die klein geschnittene Banane wird mit den übrigen Zutaten im Mixer vermischt, in Gläser abgefüllt und serviert.

Mona Lisa-Drink (2 Port.)

$1/2$ l Milch, 1 Eßlöffel Kaffeeobers, 1 Prise Vanillinzucker, 1 Eidotter, 2–3 Teelöffel Sanddornsirup.

Obige Zutaten werden in einem Mixgerät gut vermischt und kühl serviert.

Kirsch-Joghurt (1 Port.)

100 g entsteinte Kirschen, 1 Eßlöffel Traubensaft, 1 Glas Joghurt, Weizenkeime.

Joghurt wird mit den Kirschen und dem Traubensaft im Mixer gemischt und in Gläser gefüllt. Mit Weizenkeimen bestreut, wird das Getränk serviert.

Vitamin-Shake (1–2 Port.)

1 Becher Joghurt, Saft von 2 mittelgroßen Orangen, 1 Teelöffel Zitronensaft, 1 geschälter, geraffelter Apfel, 1 kleine abgezogene Banane evtl. künstlicher Süßstoff.

Joghurt wird mit den übrigen Zutaten innig vermischt und in Gläsern serviert.

Feiner Milch-Cocktail (1 Port.)

150 ccm Milch, $1^{1}/_{2}$ Eßlöffel Magertopfen, 2 Eßlöffel Sanddornsirup, 1 Prise Muskatnuß, 1 Orangenscheibe.

Milch wird mit passiertem Topfen und Fruchtsirup innig vermischt, mit Muskatnuß gewürzt und kühl gestellt. Ein Coctailglas wird mit einer Orangenscheibe belegt und der Milch-Cocktail darüber gegossen.

Inhaltsverzeichnis

Seite

Medizinische Einleitung 3
Verbotene Nahrungs- und Genußmittel 10
Über die Verwendung der Fette 11
Tagespläne bei chronischer Gastritis . . 11
Rezeptteil 15

Suppen

Karfiolcremesuppe 17
Kartoffelsuppe 17
Kerbelsuppe 17
Königin-Suppe 18
Legierte Spargelsuppe 16
Selleriesuppe 17
Spinatsuppe 18
Tomatensuppe 17

Kleine Gerichte als Zwischenmahlzeit serviert

Apfel-Gervais auf Knäckebrot 18
Forellenaufstrich 20
Gebähte Weißbrotscheiben mit ge-
    kochtem Kalbszungenaufstrich 20
Geflügelsalat 20
Gefüllte Birnen 21
Kalbfleisch-Aufstrich 19
Kalbfleischsulz 19
Karottenaufstrich 19
Orangen-Topfen 18
Schinkenröllchen zu Grahambrot 20
Spargelhappen 20
Tomaten-Topfenaufstrich 19
Topfen-Toast 21
Verlorenes Ei auf Toastschnitte 18
Weizenkeim-Müsli 19

Fleisch- und Fischspeisen

Andalusische Fischspeise 26
Dorschfilet mit Spargel 25

Seite

Eingemachtes Huhn mit Pfirsichhälf-
    ten. 22
Fischfilet in Aluminiumfolie 24
Fischfrikassee 25
Fischtopf. 25
Forelle a là Provence 26
Gedünstetes Fischfilet 25
Geflügelhaschee mit gedünsteten
    Karotten. 22
Geflügelpudding 23
Gekochtes Kalbshirn 22
Kabeljaufilet auf Pariser Art. 26
Kalbfleischpudding 23
Kalbskotelett mit Ananasscheiben . . . 23
Kalbsleberpudding 24
Kalbsragout mit Sellerie 23
Kalbsschnitzel in Folie. 21
Kalbssteak mit Orangenscheiben 21
Kalbszunge in Sauce 22
Tomaten-Kräutersteak 24
Tomaten-Rotbarschfilet 26
Schwedisches Fischgericht 24

Verschiedene Hauptspeisen

Käseauflauf 28
Kräutertopfenomelette mit Gemüse-
    fülle 27
Nudelauflauf mit Gemüse. 28
Omelette mit Kalbfleisch-Spargelfülle. 28
Schinkenreis. 27
Tomaten mit pikanter Fülle. 28
Topfen-Eiomelette mit Schinken 27

Gemüsegerichte

Gemüseallerei 29
Grüne Fisolen 30
Junge Karotten zu gebratenen Apfel-
    scheiben. 30
Karfiolpüree. 29
Karottenpüree 29

	Seite			Seite
Selleriegemüse	30		**Süßspeisen**	
Spargel in Rahmsauce	30		Ananas mit Zitronensauce	41
Spinatgemüse	29		Apfelcreme	42
Tomatengemüse	30		Apfel-Joghurt-Gelee	39
Zucchetti-Gemüse	31		Bananen-Haferflockendessert	41
			Bananen-Müsli	40
Kartoffelspeisen und Beilagen			Bratäpfel mit Topfensauce	40
Bechamelkartoffel	31		Buttermilch-Kaltschale	39
Bouillon-Kartoffel	32		Erdbeer-Grießpudding	39
Gemüsereis	32		Erdbeer-Müsli	41
Grießpudding	33		Erdbeer-Schaum	42
Italienischer Reis	33		Feinschmecker Nachtisch	40
Kartoffelbrei mit Buttermilch	32		Götterspeise mit Topfen	40
Kartoffel mit frischem Dill	31		Grießbrei mit Apfelmus	39
Kartoffelschnee	31		Heidelbeer-Topfencreme	38
Kartoffelspeise auf Schweizer Art	31		Himbeer-Reiscreme	42
Käsenockerln	33		Himbeer-Schaum	39
Nockerln	32		Marillen unter der Haube	43
Semmelknödel	32		Pfirsich-Müsli	38
Spaghettiauflauf	32		Sanddorn-Joghurt	38
Topfengrießknödel	33		Schaumomelette	41
			Topfenpudding	41
Saucen			Topfen-Vanillesauce	38
Dillsauce	34		Zitronenflammerie	42
Einmachsauce	34		Zitronensoufflé	40
Käsesauce	35			
Passierte Champignonsauce	34			
Passierte Gemüsesauce	35		**Verschiedene Vitamin-Cocktails**	
Passierte Spargelsauce	34		Aperitif Babette	44
Tomatensauce	35		Bananen-Drink	45
			Buttermilch-Frappé	44
Salat			Erdbeer-Milch	44
Bunter Salat	36		Feiner Milch-Cocktail	45
Feiner Hörnchen-Salat	37		Gold-Trunk	44
Grüner Salat mit Topfenmarinade	38		Kirsch-Joghurt	45
Hühnersalat	36		Kräuter-Mix	44
Kalbszungensalat	37		Mona Lisa-Drink	45
Karottensalat mit Kresse	37		Orangen-Milch	43
Schinken-Apfelsalat	36		Sanddorn-Cocktail	43
Schinken-Reis-Salat mit Kräutersauce	37		Spinatsaft	44
Selleriesalat mit Ananas	35		Tomaten-Apfelsaft	43
Tomaten-Bananensalat	36		Tomatensaft	44
Tomatensalat mit Topfen	36		Vitamin-Shake	45

KUBIENA, Gertrude/ZHANG Xiao Ping, **Taiji Quan.** Die Vollendung der Bewegung. 24 Übungen. Yang-Stil. Peking-Schule. 102 Seiten, 319 Abb. Kart.   öS 298,—   DM 42,—

KUBIENA, Gertrude/ZHANG Xiao Ping, **Duft-Qigong.** 81 Seiten, 117 Fotos, 2 Zeichn., 2 Wandtafeln (ca. 34 × 48 cm) mit Abb. der Übungsabläufe. Kart.   öS 245,—   DM 35,—

KUBIENA, Gertrude, **Kleine Klassik für die Akupunktur.** 96 Seiten, 30 Abbildungen, 45 Tabellen. Kart.   öS 240,—   DM 35,—

KUNZE, Ingrid, **Ismakogie — der Weg zur Gesundheit, natürlichen Schönheit und Harmonie.** 235 Seiten, 223 Abb. Kart.   öS 298,—   DM 43,—

KUNZE, Ingrid, **Lehrbuch der erfolgreichen Ganzheitskosmetik. Lebendiges Wissen der konventionellen und alternativen Körperpflege.** 499 Seiten, 155 Abbildungen, 71 Tabellen. Leinen geb.   öS 790,—   DM 115,—

LESKY, Erna, **Meilensteine der Wiener Medizin.** Große Ärzte Österreichs in drei Jahrhunderten. 260 Seiten, 189 größtenteils farbige Abb., Großformat. Kunstleder geb.   öS 980,—   DM 140,—

LÜTGENDORFF-GYLLENSTORM, Heinz, **Risikofaktor Nahrung, mit mehr als 37° Celsius.** 72 Seiten, 3 Abbildungen, 2 Tabellen, inklusive Thermometer. Spiralbindung   öS 248,—   DM 35,—

MANDL, Elisabeth, **Arzneipflanzen in der Homöopathie.** 226 Seiten, 120 farbige Abbildungen. Geb.   öS 550,—   DM 79,—

MANDL, Elisabeth, **Tiere, Minerale und andere Heilmittel in der Homöopathie.** Eine illustrierte Auswahl. 132 Seiten, 59 färbige, 5 schwarz/weiße Abb. Geb.   öS 480,—   DM 68,—

MAYRHOFER/SPÄNGLER/EGKHER/TONCZAR, **Erste Hilfe.** 111 Seiten, 69 Abb., 8 Tab. Kart.   öS 180,—   DM 26,—

PFERSMANN, Dorothea, PRESSLICH, Otto, **Drogensucht und Therapie.** Mit einem Vorwort von Univ.-Prof. Dr. A. Springer. 220 Seiten, 28 Abbildungen, 10 Tabellen. Kart.   öS 370,—   DM 53,—

SCHOLTEN/NATMESSNIG/PESAU/ZIELINSKI, **Chronische Polyarthritis.** Ein Leitfaden. 83 Seiten, Ringbuch.   öS 270,—   DM 39,—

SEDLACEK, Ernst, **Die Fußreflexzonen.** 53 Seiten, 44 Abb., 27×21 cm, 1 farb. Falttafel 54×38 cm. Kart.   öS 240,—   DM 35,—

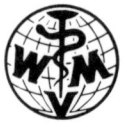 WILHELM MAUDRICH VERLAG, WIEN−MÜNCHEN−BERN